AF150151

Eine Pornosucht ist nicht nur eine persönliche Herausforderung, sondern auch ein soziales Phänomen, das tiefe Spuren in unserem emotionalen und zwischenmenschlichen Leben hinterlässt. Sie beeinträchtigt unsere Fähigkeit, echte Intimität zu erleben, und verzerrt unsere Sicht auf gesunde Beziehungen.

In diesem Buch findest du praxisnahe Schritte und bewährte Methoden, um dich von der Sucht zu befreien und ein gesünderes, zufriedeneres Leben zu führen.

Jedes Kapitel bietet dir realisierbare Strategien, die dir helfen, die Kontrolle zurückzugewinnen und einen positiven Wandel in deinem Leben zu bewirken. Es ist ein Weg der Befreiung und Erneuerung, der jetzt beginnt.

Ein Buch von:

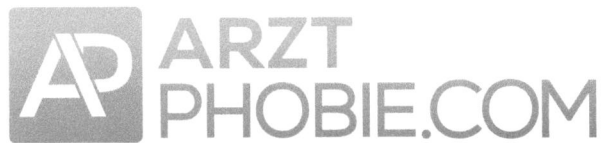

Wir bieten Tipps zur Selbsthilfe, falls du aufgrund von Schamgefühlen oder Ängsten keine persönliche Therapie in Anspruch nehmen möchtest.

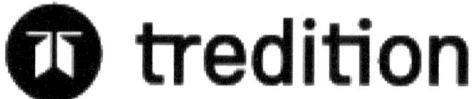

© 2024 Matthias Wiesmeier
Website: www.arztphobie.com

Druck und Distribution im Auftrag des Autors:
tredition GmbH, Heinz-Beusen-Stieg 5, 22926 Ahrensburg, Germany

Das Werk, einschließlich seiner Teile, ist urheberrechtlich geschützt. Für die Inhalte ist der Autor verantwortlich. Jede Verwertung ist ohne seiner Zustimmung unzulässig.

Die Publikation und Verbreitung erfolgen im Auftrag des Autors, zu erreichen unter: tredition GmbH, Abteilung "Impressumservice", Heinz-Beusen-Stieg 5, 22926 Ahrensburg, Deutschland.

Unser Selbsthilfe Buch ist eine nützliche Anleitung auf deinem Weg zur <u>Überwindung der Pornosucht</u>. Es begleitet dich bei dieser oft unterschätzten Herausforderung.

Fasse Mut für diesen wichtigen ersten Schritt und beginne deine Reise zu mehr Selbstkontrolle und Unabhängigkeit.

Du erhältst mehr als 22 Tipps und praktische Strategien, die dir den Weg zu einem freieren und selbstbestimmten Leben ebnen. Zudem stellen wir dir 5 praktische Sofortmaßnahmen für akute Notfallsituationen vor.

Lass uns diesen Weg gemeinsam gehen – Schritt für Schritt.

INHALT

EINLEITUNG

Durch die **niedrigschwellige Verfügbarkeit von Pornografie** im Internet ist die Zahl der Pornosüchtigen in den letzten Jahren markant angestiegen. Die **Digitalisierung** und der schnelle, oft anonyme Zugriff über verschiedene Medien haben die Grenzen zwischen Alltag und pornografischen Inhalten zunehmend verschwimmen lassen.

In einer Gesellschaft, in der soziale Medien und Werbung immer mehr Haut und sexuelle Reize präsentieren, wird die ständige Konfrontation mit diesen Stimuli zu einer allgegenwärtigen Herausforderung.Exakte Zahlen zu nennen ist schwierig, das Thema ist nämlich stark schambehaftet. Wer spricht schon gern über seine Sucht? **Und wer gibt schon öffentlich zu, dass er sehr viele Pornos konsumiert.**

Trotz vermutlich eine sehr hoher **Dunkelziffer** und schwammiger offizieller Daten dürfte klar sein: Gesunken ist die Zahl der Pornosüchtigen in den letzten Jahren eher nicht. Der Weg aus einer Sucht heraus ist ein schwieriger und langwieriger. Es braucht ein hohes Maß an **Durchhaltevermögen** und eine **gute Strategie** gleichermaßen, um den Ballast abzuschütteln und seine Pornosucht hinter sich zu lassen.

Darum soll es in diesem Buch aber nicht zentral gehen. Was wir dir an die Hand geben möchten, ist ein **hilfreicher Ratgeber für den Alltag.** Wir haben praktische Übungen für die rasche Dämpfung des Suchtdrucks gesammelt. **Einfach, direkt und verständlich erklärt.** Was kann ich machen, um das Verlangen nach Pornografie unmittelbar zu beeinflussen? Unser Selbsthilfe-Buch verrät es dir!

Um für eine bessere Übersichtlichkeit der 22 Tipps, haben wir die Tipps in fünf große Unterkategorien aufgeteilt.

- Persönliches Verhalten
- Finanzielle Anreize
- Technische Hilfsmittel
- Sport/ Bewegung
- Strategien für den Alltag

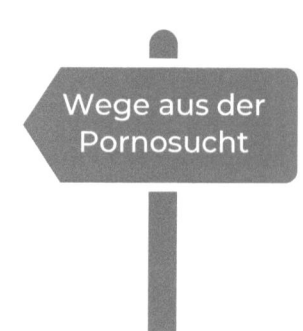

1. **Persönliches Verhalten:** Hier erfährst du, wie du durch Veränderungen im eigenen Verhalten den Kampf gegen die Pornosucht angehen kannst.
2. **Finanzielle Anreize:** Wir zeigen dir, wie finanzielle Strategien dir helfen können, deine Motivation zu stärken und die Sucht zu überwinden.
3. **Technische Hilfsmittel:** Entdecke, wie technische Lösungen, wie Apps oder Filtersoftware, deine Bemühungen unterstützen können.
4. **Sport/Bewegung:** Erfahre, wie körperliche Aktivität und Sport dir helfen, Stress abzubauen und den Fokus von der Sucht weg zu verlagern.
5. **Strategien für den Alltag:** Praktische Tipps, die dir helfen, im täglichen Leben standhaft zu bleiben und Rückfälle zu vermeiden.

Zu Beginn bieten wir im ersten Abschnitt einige kurze und allgemeine Informationen zur Pornosucht. Wir klären auf, wie sich die Sucht bemerkbar macht, welche Auswirkungen sie hat und warum es so wichtig ist, sie zu überwinden. Abschließend zeigen wir auf prägnante Art und Weise, wie positiv sich das Überwinden der Pornosucht auf dein Leben auswirkt, sowohl in emotionaler, sozialer als auch in körperlicher Hinsicht.

ANZEICHEN, URSACHEN UND AUSWIRKUNGEN

Bei der Pornosucht handelt es sich um eine **Unterart der Sexsucht.** Charakterisiert wird sie typischerweise durch den exzessiven Konsum pornografischen Materials im Internet (Bilder, Videos etc.), der sich nicht oder kaum mehr kontrollieren lässt.

Schätzungsweise sind **97 % aller Pornosüchtigen Männer**, die sexuelle Ausrichtung (heterosexuell, homosexuell, bisexuell, transsexuell) spielt dabei keine Rolle. Eine These besagt, dass deshalb hauptsächlich Männer von einer Pornosucht betroffen sind, weil diese im Vergleich zu Frauen deutlich stärker über optische Reize erregbar sind. Und genau diese Reize sind es ja, die von pornografischem Material ausgesendet werden. Riechen, Schmecken oder Fühlen spielt hier keine Rolle.

Zu den deutlichsten Anzeichen für eine Pornosucht gehören:

- Konstante Steigerung der Härte der konsumierten Inhalte
- Kontrollverlust über Frequenz und Dauer des Konsums
- Zunehmend schwindender Realitätsbezug zur eigenen Sexualität
- Leben in einer (erotischen) Scheinwelt
- Unkontrolliertes und exzessives Masturbieren
- Kein Durchhalten von Abstinenzphasen
- Vernachlässigung sozialer Kontakte
- Vereinsamung/Isolation/Rückzug
- Erektionsprobleme und nachlassende Libido

Pornokonsum sorgt beim Betrachter grundsätzlich für eine **Aktivierung des Belohnungszentrums im Gehirn.** Es entsteht ein vorübergehendes Gefühl von Macht über die dargestellten Frauen oder Männer, ein Ersatz für die Inbesitznahme. Dadurch erlebt der Betrachter Selbstbestätigung. Allerdings hält dieses Gefühl nie besonders lange an. Auf ein **sehr schnelles Hoch** folgt sehr rasch ein sehr **ausgeprägtes Tief.** Bei Betroffenen macht sich das Gefühl von Selbsthass breit. Um dieses zu überdecken, sind vermeintliche Glücksschübe in immer kürzeren Intervallen nötig. Es entsteht eine Abhängigkeitssituation und somit eine Sucht.

Das Gehirn von Pornosüchtigen weist übrigens signifikante Unterschiede zu jenen von Nichtsüchtigen auf. Besonders im **Belohnungszentrum** und in einem der Kerngebiete des Großhirns zeigen sich markante Differenzen. Ob es sich dabei um die Grundlage für das Entstehen einer Pornosucht handelt oder ob man hier die Auswirkungen einer solchen beobachten kann, ist nicht geklärt. Man hat es hier entweder mit einem durch die Auffälligkeit entstandenen **unersättlichen Hunger** nach **Belohnungsreizen** zu tun oder aber um die Verkleinerung des Areals aufgrund **chronischer Überreizung.** Welche Gründe für das Entstehen einer Pornosucht ausschlaggebend sind, ist schwer zu sagen. Es sind aber wohl dieselben **Auslöser** wie bei jeder anderen Art von **Suchterkrankung** bzw. handelt es sich um eine jeweils individuelle **Vermengung unterschiedlicher Faktoren:**

- Stress
- Langeweile
- Einsamkeit
- Depressionen
- niedriges Selbstwertgefühl
- Verzweiflung etc.

VORTEILE DER ÜBERWINDUNG

Die Überwindung einer Sucht wirkt sich sehr auf mehr als nur eine Weise positiv auf Ihr Leben aus. Eine Suchterkrankung schwebt permanent wie eine dunkle Wolke über dem Alltag des Süchtigen. Sie beeinflusst ungemein **viele Bereiche des Soziallebens**, eine normale Ausgestaltung wird bis zu einem gewissen Grad verunmöglicht. Wer es also schafft, sich von einer Sucht wie der Pornosucht zu befreien, der verbessert sein Leben gleich auf mehrere Arten.

❯ GESUNDE SEXUALITÄT

Das Bild von Sexualität, das durch Pornografie vermittelt wird, ist oft weit entfernt von der Realität. Diese verzerrten Darstellungen können zu einer Überstimulation des Gehirns führen, was dazu beiträgt, dass Betroffene echte Intimität als weniger stimulierend empfinden. Wie bei anderen Abhängigkeiten auch, benötigen Personen, die süchtig nach Pornografie sind, zunehmend extremere Inhalte, um Befriedigung zu erlangen. Dies führt zu einem gefährlichen Teufelskreis.

Dies hat nicht nur positive Auswirkungen auf das individuelle Wohlbefinden, sondern kann auch das Beziehungsleben stark verbessern. In einer Partnerschaft kann die Wiederentdeckung der Freude an der Zweisamkeit und der menschlichen Nähe eine enorme Bereicherung darstellen. Die bewusste Entscheidung, sich von der übertriebenen Darstellung der Pornografie zu lösen, unterstützt somit die Entwicklung einer gesünderen und erfüllteren Sexualität und Beziehung.

❯ MEHR ZEIT

Die Suchterkrankung ist oft ein allumfassender Teil im Leben eines Betroffenen und nimmt einen enorm großen Platz im Alltag ein. Ein signifikanter Anteil des Tages wird der Befriedigung der Sucht gewidmet, was oft auf Kosten anderer wichtiger Aspekte des Lebens geht.

Beziehungen leiden, Freundschaften werden vernachlässigt, und Hobbys geraten in Vergessenheit, da der Fokus hauptsächlich auf der Sucht liegt.

Sobald jedoch der Schritt gelingt, die Sucht zu überwinden oder zumindest einzudämmen, verändert sich das Leben grundlegend. Plötzlich steht mehr Zeit zur Verfügung, die vormals von der Sucht in Anspruch genommen wurde. Das Leben ist nicht mehr eindimensional und auf die Sucht ausgerichtet, sondern öffnet sich für eine Vielzahl von Möglichkeiten und Aktivitäten.

Beziehungen können neu aufgebaut oder repariert werden, verlorene Hobbys wiederentdeckt und neue Interessen entwickelt werden. Es entsteht Raum für persönliches Wachstum und die Entwicklung neuer Lebensziele. Der Betroffene kann sich nun auf die Aspekte des Lebens konzentrieren, die ihm wirklich Freude bereiten und Erfüllung bringen. Das Leben wird reichhaltiger und vielschichtiger, und es entsteht die Möglichkeit, ein ausgeglicheneres und zufriedeneres Dasein zu führen.

❯ MEHR GELD

Eine Sucht belastet nicht nur die Psyche und das Sozialleben, sie hat außerdem massive **finanzielle Auswirkungen**. Auf der Suche nach der nächsten Dosis-Steigerung geben Süchtige immer mehr Geld aus. Die Pornosucht stellt da keine Ausnahme dar. Wer sich freischwimmt, kann die **finanzielle Belastung deutlich verringern**. Keine teuren Abos mehr, keine kostenpflichtigen Camshows und Anmeldungen auf Chat-Plattformen.

Mit dem gesparten Geld lassen sich so einige Wünsche erfüllen. Anstatt Geldsorgen, lässt sich mit mehr Geld sorgenfreier Leben!

❯ WENIGER SELBSTHASS

Das Teuflische an einer Sucht ist, dass Sie den Selbsthass befeuert – und das führt wiederum zur Verstärkung der Sucht. Betroffene fühlen sich bereits kurz nach dem erlebten Hochgefühl wieder zu Tode betrübt.

Der Ärger darüber, schon wieder nicht stark genug gewesen zu sein und der Sucht nachgegeben zu haben, entwickelt sich zum Selbsthass. Und dieser ist wiederum eine der Triebfedern für das Entstehen und die Verstärkung einer Sucht.

Wer seine Abhängigkeit überwindet, kommt wieder mehr mit sich selbst ins Reine. Ein gefestigter Charakter läuft entsprechend weniger Gefahr, in eine Sucht abzudriften.

ÜBERBLICK DER TIPPS

Der Kampf gegen die Pornosucht ist keiner, der innerhalb einiger weniger Tage gewonnen werden kann. Es braucht die **richtige Langzeitstrategie** – und die dazu passende Struktur. Das Überwinden einer Sucht ist nämlich eine Mammutaufgabe. Die Erfolgschancen steigen durch eine Einteilung in unterschiedliche Blöcke merklich. Es sind die **vielen kleinen Schritte**, die zum Erfolg führen und auf dem Weg dorthin die Motivation hochhalten.

Die Grundlage jeder erfolgreichen Sucht-Behandlung ist es, sich mit seinen Stärken und Schwächen kennenzulernen und zu sich selbst ehrlich zu sein. Nur auf dieser Basis kann ein langfristiger Erfolg erzielt werden. Was danach kommt, ist in Wahrheit eine Mischung aus verschiedenen Facetten. Zentral sind dabei auf jeden Fall die in diesem Buch gesammelten **22 praktischen Alltagstipps gegen die Pornosucht**. Daneben ist es wichtig, sich über die Ziele klar zu werden, die man erreichen möchte und wie man mit Rückschlägen auf dem Weg dorthin umgehen kann.

Dieses Buch bietet dir praktische Ansätze, um die Pornosucht zu bekämpfen. Es ist konzipiert, um dir zu helfen, erste wichtige Schritte zu machen, auch wenn eine vollständige Überwindung manchmal professionelle Unterstützung erfordert. Bedenke, dass schon das Erkennen des Problems und die Arbeit mit einem Selbsthilferatgeber wie diesem vielen Menschen geholfen hat.

Solltest du jedoch feststellen, dass du weitere Unterstützung benötigst, kann eine Sexualtherapie eine Ergänzung sein.

22 SELBSTHILFE-TIPPS

Genug der Theorie, widmen wir uns nun den praktischen Tipps zur Selbsthilfe gegen Pornosucht. In diesem Buch haben wir 22 der wirkungsvollsten Ratschläge und Techniken vereint, die dir dabei helfen sollen, von der Pornosucht loszukommen.

Du findest hier sowohl Tipps für die **kurzfristige Hilfe** als auch **längerfristig** angelegte, praktische Strategien, die problemlos jederzeit angewendet werden können.

Aus Gründen der besseren Verständlichkeit haben wir die Empfehlungen in fünf große Gruppen unterteilt:

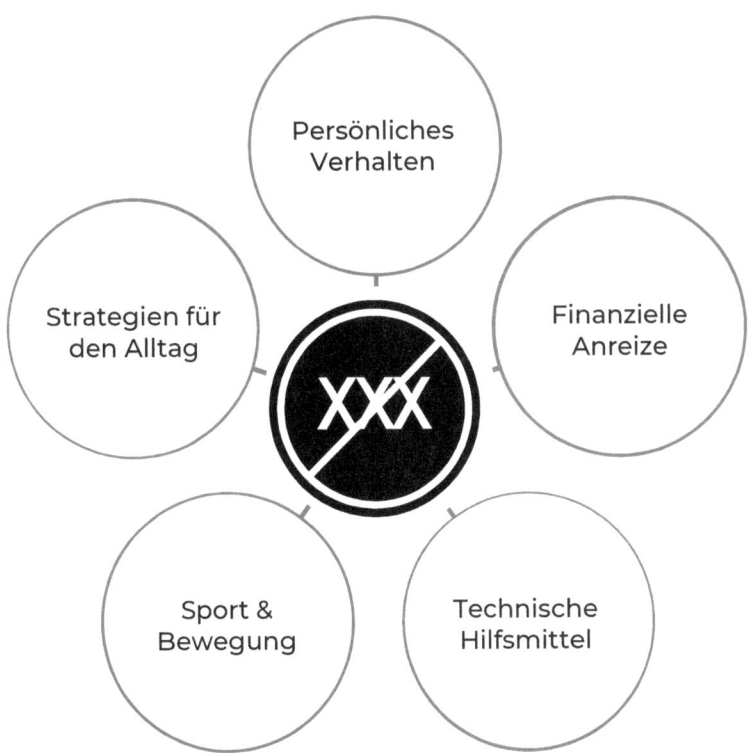

1. PERSÖNLICHES VERHALTEN

Im ersten Block dieses Buches konzentrierst du dich auf deine Einstellung zu dir selbst und deiner Sucht. Um deine Handlungen zu beeinflussen, ist es entscheidend, dein Denken zu ändern – deine Sicht auf die Welt und auf dich selbst.

Es mag vielleicht abgedroschen klingen, fast wie aus einem Esoterik-Kalender, aber es ist wahr: Ein negatives Mindset führt selten zu positiven Ergebnissen.

Der Blick zurück hilft nicht dabei, deine Ziele zu erreichen. Wenn es in deinem Kopf nicht stimmt, sind die Chancen, die Pornosucht zu überwinden, fast nicht vorhanden.

Frage dich:

- Mit welchen Verhaltensänderungen kannst du dir im Alltag einen Vorteil verschaffen?

- Wie solltest du dich selbst und deine Vergangenheit wahrnehmen oder bewerten, um deine Erfolgschancen zu erhöhen?

- Und wie wichtig ist es, sich sein Ziel immer wieder vor Augen zu führen?

Dieses Kapitel liefert Antworten auf all diese Fragen und gibt dir insgesamt fünf wertvolle Tipps, wie du dein persönliches Verhalten ändern und so einen positiven Einfluss auf deine Pornosucht nehmen kannst.

TIPP NR. 1: MIT KLEINEN SCHRITTEN ZUM ERFOLG

Natürlich wäre es schön, die Sucht nach Pornografie mit einem Mal komplett aus deinem Leben zu verbannen. **Kalter Entzug**, von 100 auf 0. Mit einem Fingerschnippen. Erfolgversprechend ist ein derartiger Ansatz allerdings nicht. Es ist im Grunde dasselbe Prinzip wie bei einer **Radikaldiät**. Was dein Körper bisher auf gewisse Weise „gebraucht" hat, um zu funktionieren, ist nun auf einen Schlag nicht mehr verfügbar. Wie reagiert dein Organismus darauf? Mit **Stress und Entzugserscheinungen**. Dass es sich dabei um keine vernünftige Basis zur Überwindung einer Sucht handelt, dürfte klar sein.

Bleiben wir beim Vergleich mit der Diät und werfen gleich noch ein Schlagwort in den Ring: JoJo-Effekt. Mögen sich zu Beginn auch größere Effekte einstellen, irgendwann kommt der Rückfall. Und der ist in der Regel besonders stark. Abnehmwillige haben am Ende oft mehr auf den Hüften als vor Beginn der Crash-Diät. Du würdest, so gesehen, deinen Konsum im Vergleich zu der Zeit vor dem kalten Entzug nochmals intensivieren.

Viel **höhere Erfolgsaussichten** hat der Weg der vielen **kleinen Schritte**. Überforder dich nicht! Verlange nicht zu viel auf einmal von dir selbst! Setze behutsam einen Fuß vor den anderen und lerne zunächst, mit deiner Pornosucht umzugehen, sie auf ein „annehmbares" Niveau herunterzubringen. Der beste Weg dorthin ist es, dir selbst **klare Grenzen zu setzen**. Wie bei einem Kind, das am Tag nur eine oder zwei Stunden Fernsehen soll. Setze dir ein Limit und lege fest, nicht mehr XY Stunden Pornos täglich zu konsumieren, sondern zu Beginn mit etwas weniger.

Hast du dich an dieses Ausmaß gewöhnt und fühlst dich sicher genug für den nächsten Schritt, reduziere auf zwei Stunden pro Tag. **Diese Methode hat zwei klare Vorteile gegenüber dem kalten Entzug:**

- <u>Kurze Etappen statt Marathon:</u>

Es ist viel einfacher, 5 km statt 42 km zu laufen. Wenn das Ziel lautet „Vollständige Verbannung der Internetpornos von heute auf morgen", wird daraus eine Mammutaufgabe. Deren schiere Ausmaße säen bereits deutliche Zweifel.

Kleinere Einschränkungen hingegen sind deutlich praxisnaher und lassen sich einfacher in den Alltag integrieren. Sie wirken nicht übermächtig und lassen dir Raum zum Atmen.

- <u>Erfolgserlebnisse steigern die Motivation:</u>

Wenn du dein gesamtes Handeln auf einen einzigen Punkt ausrichtest, wirst du erst dann Freude und Erfüllung empfinden, wenn du diesen Punkt erreichst.

Unterteilst du deinen Weg jedoch in viele kleine Etappen, darfst du viele kleine Erfolgserlebnisse feiern. Diese halten deine Motivation hoch und sorgen dafür, dass du mit ausreichend Elan an die Sache herangehst.

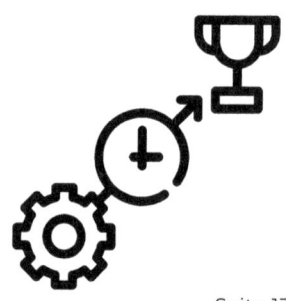

TIPP NR. 2: PROKRASTINIEREN GEGEN PORNOS

Die Prokrastination hat in unserer heutigen Hochleistungsgesellschaft bekanntlich einen schlechten Ruf. Wobei, eigentlich hatten sie den schon immer. „Was du heute kannst besorgen, das verschiebe nicht auf morgen." Preußischer Arbeitsethos. „Morgen, morgen, nur nicht heute, sagen alle faulen Leute." Altbekannt.

Man könnte es aber umformulieren: „Morgen, morgen, nur nicht heute – sagen alle schlauen Leute." Schlau zumindest dann, wenn es um das augenblickliche Zurechtkommen mit der Lust auf Internet-Pornos geht. Prokrastinier den Drang einfach weg. Schieb ihn auf die lange Bank! **Wie oft denkst du bei unangenehmen, unbarmherzig auf dich wartenden Aufgaben: „Das mach ich in 5 Minuten."** Versuche diesen Ansatz doch das nächste Mal, wenn sich die Lust auf Pornos meldet. **„In 5 Minuten kann ich auch noch schauen."** Ist diese Frist abgelaufen, kannst du sie verlängern. „Die Filme laufen dir nicht weg, die sind in 10 Minuten auch noch da."

Ablenkung für die Wartezeit

Suche dir für die Wartezeit eine Ablenkung. Spiele ein Spiel, höre einen guten Song. Oder stelle dir einen Timer. Den Sekunden beim Verrinnen zuzusehen, macht die momentane Willensleistung sichtbar und motiviert zusätzlich. Zudem lernt dein Gehirn dabei, nicht jedem Impuls sofort nachgeben zu müssen und auf andere Wege an die Belohnungshormone zu kommen. Ist die Wartefrist nämlich abgelaufen, ist das ein gutes Gefühl.

TIPP NR. 3: DER RÜCKFALL ALS CHANCE

Der Weg raus aus der Pornosucht ist ein harter, weiter und steiniger.

- Wirst du dabei stets mit gleichmäßigem Tempo vorwärtskommen?
- Garantiert nicht.

- Wirst du Fehler machen und Rückschläge erleiden?
- Auf jeden Fall.

Aber das ist keine Tragödie. Im Gegenteil. Ein Rückfall kann dir dabei helfen, dich selbst noch ein wenig besser kennenzulernen und in Zukunft fokussierter an die anstehende Aufgabe heranzugehen.

Du erlaubst dir, zu analysieren, woran du gerade gescheitert bist, und diesen Aspekt in Zukunft noch genauer zu überprüfen. Du musst lernen, mit vordergründig negativen Ereignissen wie einem Rückfall anders umzugehen als bisher. Bei uns in Mitteleuropa herrscht die Einstellung vor, dass Fehler um jeden Preis zu vermeiden sind.

Menschen, die Fehler machen, sind jetzt nicht direkt minderwertig, aber irgendwas scheint bei ihnen nicht so zu funktionieren wie beim Rest von uns.

Das ist natürlich völliger Blödsinn. Jeder macht Fehler. Tagtäglich. Die meisten davon bekommen wir als Außenstehende aber nicht mit.

Das Ziel kann also gar nicht sein, keine Fehler zu machen. Das Ziel muss sein, anders mit deinen Ausrutschern umzugehen. Beim Erlernen neuer Dinge passieren Fehler. Und genau das ist es ja, was auf dem Weg raus aus der Pornosucht passiert: **Dein Gehirn lernt neue Dinge.**

Bisher vorherrschende Strukturen und Gewohnheiten werden durch neue Routinen ersetzt. Bis sich das alles wirklich eingespielt hat und im Hintergrund quasi von allein abläuft, braucht es Zeit. Gib dir diese Zeit und sieh einen Rückfall nicht als Fehler, sondern als Chance, zu lernen.

Viele Sportteams nutzen etwa folgendes Credo als Motivation: „We never lose. We either win or learn." Auf Deutsch: „Wir verlieren nie. Entweder wir gewinnen, oder wir lernen." Verinnerliche diesen Ansatz und lebe danach.

Jeder Schritt zählt!

Ein Rückfall in alte Gewohnheiten bedeutet nicht, dass du wieder bei null beginnen musst und alle bisherigen Bemühungen für die Katz waren. Bis zu deinem Ausrutscher hast du bereits einen bestimmten Weg zurückgelegt. Du bist jetzt schon ein anderer Mensch als zu Beginn deiner Reise.

TIPP NR. 4: VERGEBE DIR SELBST!

Wie bereits bei Tipp Nr. 3 beschrieben: Fehler werden passieren, du wirst Rückschläge in deinem Kampf gegen deine Pornosucht erleiden. Je früher du dir dessen bewusst wirst, desto besser.

Nimm diese Fehler an – und vergebe dir selbst! Sich krampfhaft mit Verfehlungen der Vergangenheit aufzuhalten, bremst dich nur auf dem Weg zu deinem neuen Ich. Und es steigert den Selbsthass, der wiederum eine mächtige intrinsische Triebfeder der Suchtdynamik ist. Es bringt nichts, sich über Dinge zu ärgern, die in der Vergangenheit liegen. Übertriebene Ansprüche an sich selbst sind in Wahrheit der größte Feind eines gesunden Wachstums. An unrealistischen Zielen kann man nur scheitern. Und unrealistisch ist es, davon auszugehen, den Weg raus aus der Pornosucht ohne Fehler bestreiten zu können. Deshalb: Vergib dir selbst! Wer sich nicht vergibt, ist nämlich dazu verdammt, die Vergangenheit immer wieder zu durchleben. Immer wieder führen wir uns unsere eigenen Fehler selbst vor Augen. Obwohl wir es mehr ändern können. Der Weg zu Neuem wird dadurch nachhaltig verbaut.

Der Blick nach vorne!

Vergeben heißt übrigens nicht, das Geschehene zu negieren und auszublenden. Um dir selbst etwas vergeben zu können, bedarf es zunächst eines Schuldeingeständnisses. Ja, du hast Mist gebaut, ja du bist süchtig. Aber vergebe dir selbst, um auf Basis des Geschehenen nach vorne blicken zu können.

TIPP NR. 5: POSITIVE AFFIRMATION

Am Beginn deiner Reise raus aus der Pornosucht steht eine Sehnsucht, steht ein Ziel. Was willst du erreichen? An welchem Punkt endet dein Weg im Optimalfall? Wann hast du es tatsächlich geschafft?

Sich dieses Ziel immer und immer wieder vor Augen zu führen, kann neue Motivation und neue Kraft entfesseln. Das Zauberwort heißt in diesem Zusammenhang: **Affirmation.**

Eine kurze Begriffsklärung:

Der Begriff Affirmation kommt – wie so vieles in unserer Sprache – aus dem Lateinischen. Das Wort „affirmatio" bedeutet übersetzt „Beteuerung" oder „Versicherung". Bei der Affirmation geht es im Grunde um nichts anderes als positive Selbstbestätigung. Die (üblicherweise) kurzen und prägnanten Sätze sollen dich in deinem Tun bestärken und dabei gleichzeitig dein Unterbewusstsein, dein Denken umprogrammieren.

Wichtig für eine gute Affirmation sind zwei Dinge:

- <u>Positivität:</u> Lass in deiner Affirmation keinen Platz für Zweifel oder Negativität.

- <u>Ansprache:</u> Verfasse deine Affirmation in Ich-Form. Die Aufmunterung und Versicherung ist ausschließlich an dich selbst und sonst niemanden auf Welt gerichtet.

Formuliere also dein Ziel und den Weg dorthin. Keine Sorge, dafür braucht es kein wunderschön geschliffenes Deutsch.

Halte fest, was du schaffen willst und wie du dort hingelangen möchtest.

„Ich lasse die Pornosucht hinter mir! Ich vergebe mir selbst meine Handlungen in der Vergangenheit! Ich erreiche mein Ziel, weil ich stark genug dafür bin! Ich setze einen Schritt nach dem nächsten und freue mich über meine Fortschritte! Ich lasse die Pornosucht hinter mir!"

Das ist natürlich nur ein Beispiel und kann gerne als Inspiration für deine eigene Affirmation verwendet werden. Verfasse aber auf jeden Fall deinen eigenen Text. Nur du weißt, was dir wirklich wichtig ist und was dich motiviert. Ein fremder Text ist weit nicht so emotional aufgeladen, wie es deine eigenen Wünsche und Hoffnungen sind.

Ist die Affirmation fertig, sprich sie ein. Jedes Smartphone verfügt heute über eine Voice-Recording-Option. Wenn du dich den Wischhandys bisher verweigert hast, kannst du alternativ einen PC oder Laptop verwenden und auf diese Weise ein Audiofile erzeugen.

Spürst du nun das Verlangen nach Onlinepornografie in dir aufkommen, höre dir deine Affirmation an. Und auch dann, wenn du gerade keinen Drang verspürst: Nehme dir ein paar Minuten pro Tag Zeit und lausche deiner eigenen Affirmation.

Dadurch behältst du nicht nur die pornofreie Zukunft im Blick, dein Ziel wird außerdem im Unterbewusstsein abgespeichert. Du programmierst dich sozusagen selbst zu deinem eigenen Vorteil um.

2. FINANZIELLE ANREIZE

Am Ende dreht sich doch meist alles nur um das Geld.

Es sind die finanziellen Anreize und Limitierungen, die unseren Alltag bis zu einem gewissen Grad definieren und unsere Geschicke leiten. Ob du das nun gut oder schlecht findest, ist von deinem Charakter unterschiedlich und an dieser Stelle eigentlich nicht relevant.

Wichtig ist vielmehr, dass du dir diesen immensen Einfluss des Mammons zunutze machen kannst, um einen weiteren Schritt hin zur Überwindung deiner Pornosucht zu machen.

Denn: Jede Sucht bringt in der Regel finanzielle Nachteile mit sich. Sich diese bewusst zu machen und das Wissen darüber zum eigenen Vorteil nutzen, ist eine gute und erfolgversprechende Strategie.

Hier sind **drei Empfehlungen** für die zielführende Verknüpfung von Finanzen mit deinem Kampf gegen die Pornosucht.

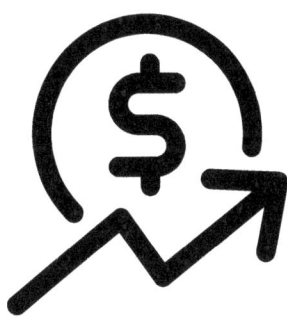

TIPP NR. 6: KASSENSTURZ

Eine Liste erstellen? Das klingt zunächst einmal langweilig und öde. Ist es im Grunde auch. Der **Sinn hinter dieser Übung** ist es aber, sich klar und **deutlich vor Augen zu führen**, wie viel Geld du im Monat für deine Pornosucht ausgibst.

Nutzt du Premium-Portale oder Streamingdienste? Auf die Liste. Lässt du deinem Lieblingsmodel auf Plattformen immer mal wieder kleine (oder große) finanzielle Aufmerksamkeiten zukommen? Auf die Liste. Bist du registrierter User auf Webcam-Seiten? Auf die Liste.

Die einzelnen Posten mögen für sich allein nicht groß erscheinen. Addiert kann da aber durchaus ein ordentlicher Betrag zusammenkommen.

Diesen schwarz auf weiß vor sich zu sehen ist oftmals ein Schock. Unter Umständen aber ein **heilsamer Schock**. Sich darüber bewusst zu werden, wie teuer einem die Sucht im Monat kommt, verändert im günstigsten Fall dein Verhalten sofort.

Gedanken sind mächtig!

Wenn der Überblick über die Finanzen auch nicht sofort zu einer Veränderung im Verhalten führt, so ist der erste wichtige Schritt trotzdem getan. Denn: Ganz sicher pflanzt der positive Schock die Saat des Zweifels darüber in deine Gedanken, ob das aktuelle Verhalten auf Dauer so fortgeführt werden kann.

TIPP NR. 7: SPARBUCH

Dieser Tipp baut auf dem vorhergehenden auf. Sich einen Überblick über deine finanzielle Situation zu verschaffen, führt dir nicht nur die Auswirkungen der Sucht auf dein Konto vor Augen. Der Kassensturz zeigt zugleich Möglichkeiten auf. Möglichkeiten, **Geld zu sparen** und dir so vielleicht einen lang gehegten **Traum zu erfüllen**, für den du bisher einfach zu wenig auf der hohen Kante hattest.

Beginne damit, die Ausgaben für Internet-Pornografie wöchentlich um etwa ein Viertel oder die **Hälfte zu kürzen** und den **eingesparten Beitrag beiseitezulegen**. Du musst es nicht sofort ganz einstellen. Zumindest zu Beginn nicht. Der Schnitt wäre viel **zu radikal** und würde niemals zu einer nachhaltigen Heilung beitragen. **Es sind die kleinen Schritte, die uns voranbringen.**

Wenn du also wöchentlich einen Betrag von 50 Euro einsparst, den du sonst für Internet-Pornos ausgegeben hättest, hast du am Ende des Monats gefühlt **200 Euro mehr!** Dieser Betrag reicht bereits für eine schöne Belohnung. Ein schönes Essen im Restaurant, Geld für ein sinnvolles Hobby oder sogar ein Kurzurlaub! Du bestimmst, was du mit dem Geld auf deinem speziellen Sparbuch anstellen möchtest.

Es geht aufwärts!

Funktioniert das mit den Einsparungen gut, besteht die Möglichkeit, den wöchentlichen Betrag schrittweise zu erhöhen, bis du irgendwann in einem perfekten Szenario gar nichts mehr für Pornos ausgibst.

TIPP NR. 8: VERTRAG UNTER FREUNDEN

Ein Tipp für dich, wenn du auf deiner Reise weg von der Pornosucht **schon deutlich weiter bist** und den Pornokonsum praktisch auf null gesenkt hast.

In deinem Umfeld gibt es sicher Freunde oder Familienangehörige, die von deiner (ehemaligen) Sucht wissen. Nimm einen davon beiseite, drücke ihm 100 Euro in die Hand und setzt gemeinsam einen "Vertrag" auf. Dieser Vertrag besagt, dass du den Einsatz wieder zurückbekommst, wenn du bis zu einem klar definierten Zeitpunkt nach der Unterzeichnung keine Internetpornografie mehr konsumiert hast. Halte in dem Schriftstück außerdem eine Konsequenz für den Fall fest, dass du rückfällig wirst. Solltest du das selbst gesteckte Ziel nicht erreichen, geht der Hunderter an eine zuvor ausgewählte wohltätige Organisation. Dadurch fühlt sich das vermeintliche Scheitern gleich nicht mehr so dramatisch an. Immerhin hilft deine Spende Menschen oder Tieren in Not oder jeder anderen guten Sache, für die du dich engagieren möchtest.

Sei ehrlich zu dir selbst!

Elementar wichtig für das Funktionieren dieses Tipps ist absolute Ehrlichkeit. Dir selbst gegenüber genauso wie dem Vertragspartner. Das ist aber ohnehin ein zentrales Element für die Überwindung jeder Sucht.

3. TECHNISCHE HILFSMITTEL

Nachdem die ersten beiden Kapitel deine **eigene Einstellung**, sozusagen die **Software**, behandelt haben, richten wir nun den Fokus auf die **Hardware**. Das sind die **technischen** (und räumlichen) **Voraussetzungen für das Ausleben deiner Pornosucht**.

Es geht im Grunde darum, dir selbst den **Konsum von Internetpornografie technisch so schwierig wie möglich zu machen**. Vielleicht trägt ja deine eigene Bequemlichkeit dazu bei, dass du dich seltener deiner Sucht widmest.

Der zentrale Punkt ist die Errichtung von **technischen Barrieren und Hindernissen**. Der Konsum von Internetpornografie muss so **umständlich** sein, dass ein Überspringen der Hürden viel zu viel Aufwand bedeuten würde.

Die Möglichkeiten dazu gibt es ja mittlerweile wie Sand am Meer. Ein anderer Ansatz ist, die **Plätze und Örtlichkeiten** für den Konsum von Internetpornografie in deinen eigenen vier Wänden zu dezimieren. Gibt es immer **weniger Möglichkeiten**, deine Sucht auszuleben, sinkt womöglich auch die Versuchung.

Kurz zusammengefasst: Ohne Technik, keine Pornos. Ohne Rückzugsmöglichkeiten, keine Pornos. Jetzt präsentieren wir **dir drei hilfreiche technische Hürden** und weitere Ansätze, um deine Hardware suchtsicher zu gestalten.

TIPP NR. 9: NETZ-BLOCKADEN

Es ist gar nicht so schwierig, deinen Internet-Browser so einzustellen, dass du bestimmte Seiten nicht mehr aufrufen kannst. Diese Funktionen, die eigentlich für den **Kinderschutz** gedacht sind, können auch dir sehr nützlich sein.

Du kannst in deinem Browser oder sogar in deinem **Internetrouter** verschiedene Seiten blockieren und somit verhindern, dass du auf sie zugreifen kannst. Natürlich kannst du diese **Blockaden später aufheben**, aber sie **erinnern dich** jedes Mal daran, warum du sie eingerichtet hast. Notfalls solltest du diese Sperren auf jedem Browser einrichten, damit du für den Konsum nicht einfach nur den Browser wechseln kannst!

Ist der Drang wirklich so groß, dass du die Sperren aufwändig deaktivieren und eine **Niederlage** eingestehen möchtest? Hoffentlich nicht! Falls doch, solltest du sofort die anderen Tipps aus diesem Buch anwenden!

Zugangsdaten ändern!

Eine weitere hilfreiche Maßnahme ist das Entfernen deiner Zugangsdaten. Wenn du auf Portalen registriert bist, ändere deine E-Mail-Adresse und dein Passwort so, dass du dich nicht mehr daran erinnerst! Dadurch wird der Zugang erschwert, denn die Erstellung eines neuen Accounts ist ebenfalls eine Hürde.

TIPP NR. 10: APPS FÜR DIE ABSTINENZ

So erfolgversprechend die Browser-Blockaden aus Tipp Nr. 9 auf den ersten Blick auch klingen mögen: Der Hauptteil des Pornokonsums findet heute nicht mehr über den PC oder den Laptop statt, sondern über das **Smartphone**. Aber keine Sorge, auch hier gibt es Mittel und Wege, um den **Zugriff** auf bestimmte Angebote zu **unterbinden**.

- <u>Begrenzung der Bildschirmzeit:</u>

Wie wir ja bereits in Kapitel eins gelernt haben, ist es nicht zielführend, von heute auf morgen komplett mit dem Konsum von Internetpornos aufzuhören. Ein **abrupter Verzicht** könnte mit hoher Wahrscheinlichkeit zu einem Rückfall führen und eine Spirale des Selbsthasses in Bewegung setzen, die unweigerlich zu einer Verschlimmerung deiner Sucht führt. Zielführender ist es, die **Bildschirmzeit für bestimmte Apps zu begrenzen** und dich so Schritt für Schritt voranzuarbeiten. Weniger zur Verfügung stehende Bildschirmzeit für bestimmte Apps bedeutet auch weniger Zeit für Internetpornos.

- <u>Überwachung:</u>

Ähnlich wie Eltern die Handynutzung ihrer Kinder überwachen können, besteht auch die Möglichkeit, einen vertrauenswürdigen Freund darum zu bitten, dasselbe für dich zu tun. Installiere bewusst eine Überwachungs-App auf deinem Handy und gib deinem Bekannten die Möglichkeit, bestimmte Nutzungen zu überprüfen. Natürlich ist diese Methode nur ratsam, wenn das Verhältnis zwischen euch von tiefem gegenseitigem Vertrauen geprägt ist.

- ## Klassischer Blocker:

Neben Einschränkung und Überwachung gibt es auch den dritten und endgültigen Weg: Die Blockierung. Das Angebot an entsprechenden Apps ist mittlerweile enorm. Die praktischen Programme beschränken sich dabei keineswegs nur auf die Verweigerung des Zugangs zu klassischen Porno-Angeboten im Internet.

Die Premium-Apps sind **zusätzlich in der Lage, Texte in sozialen Medien zu überwachen** und sogenannte pornografische Schlüsselworte oder entsprechende Bilder zu erkennen. Sie haben zudem die Möglichkeit, den Zugriff auf bestimmte Angebote nicht dauerhaft, sondern nur für einen bestimmten Zeitraum zu blockieren.

Du hast also verschiedene Optionen zur Auswahl, um den Konsum auf deinem Smartphone zu kontrollieren oder einzuschränken. Finde heraus, welche Methode am besten zu dir und deiner Situation passt.

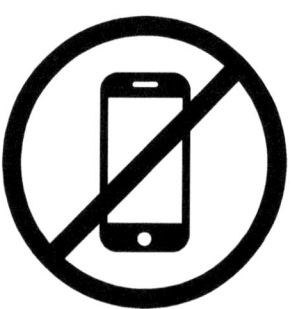

TIPP NR. 11: RAUS AUS DEM SCHATTEN, REIN INS LICHT

Eine Sucht zeichnet sich oft dadurch aus, dass sie zu einem sehr großen Ausmaß im **Geheimen**, im **Verborgenen**, im Schatten ausgelebt wird. Entweder, weil du dich für dein Verhalten **schämst** oder weil das Objekt deiner Sucht eindeutig in der Illegalität verankert ist. In manchen Fällen hast du es vielleicht sogar mit einer **Kombination** der beiden Varianten zu tun.

Nun ist "normale" Pornografie und ihr Konsum **nicht illegal**, aber ein **soziales Stigma** haftet ihnen beiden an. Du benötigst deshalb einen **Rückzugsort**, um nicht mit den gesellschaftlichen Gepflogenheiten in Konflikt zu geraten. Wenn du aktiv Schritte gegen deine Pornosucht ergreifen möchtest, kannst du bei diesen **Rückzugsorten** ansetzen – und sie ganz einfach **eliminieren**.

Hole deinen PC oder deinen Laptop heraus aus dem abgeschiedenen Büro und platziere die Geräte im **Wohnzimmer** oder in der Küche. Wohnst und arbeitest du alleine? Dann positioniere PC, Laptop und Co. dort, wo Nachbarn dich theoretisch sehen könnten. Also in der Nähe von Fenstern.

Was nach einem erfolgversprechenden Ansatz bei größeren Geräten klingt, ist angesichts der Kompaktheit von Smartphones weniger sinnvoll. Handys haben den Vorteil (in diesem Fall eher ein Nachteil), nicht standortgebunden zu sein. Der Weg zurück in den Schatten ist also kurz und verlockend. Für die Handheld-Geräte müssen also andere Ansätze her. **Wir nennen dir drei gute Optionen!**

- ## Ohne Handy aufs WC:

Das WC ist einer der wenigen Räume deiner Wohnung/deines Hauses, der dir uneingeschränkte Privatsphäre verspricht. Aber auch ein Ort, an dem die **Versuchung** wartet. **Nimm dein Smartphone daher nicht mit aufs WC.** Das ist so oder so förderlich, da du somit automatisch weniger Zeit auf der Toilette verbringst und dich den wesentlichen Dingen widmest. Lege dir als Alternative lieber eine Zeitschrift oder ein Buch zurecht. Das erinnert dich sicher an die Zeiten, in denen es noch kein Smartphone gab.

- ## Kein Smartphone im Bett:

Dein Bett ist ein Ort, um zur Ruhe zu kommen und die Gedanken schweifen zu lassen. Unterstützt durch die Verlockungen, die das Smartphone symbolisiert, können diese Gedanken schnell in Richtung Internetpornografie abbiegen. Und genau das wollen wir verhindern.

Grundsätzlich geht es in diesem Buch **nicht darum, die Selbstbefriedigung komplett aus deinem Leben zu verbannen.** Im Gegenteil. Ziel ist es, die Pornosucht hinter sich zu lassen und deine eigene Sexualität wieder besser kennenzulernen. Wenn du am Abend im Bett also Lust verspürst, kannst du es mit der guten alten Fantasie versuchen.

Ein smartphonefreies Nachtlager bedeutet also nicht nur weniger Versuchungen, sondern gleichzeitig auch Möglichkeiten, zu dir selbst und deiner Sexualität zurückzufinden.

- ## Partner als Hintergrundfoto:

Keine technische Hürde im herkömmlichen Sinne, sondern vielmehr eine emotionale – auf einem technischen Gerät.

Wenn du in einer Beziehung lebst und unter Pornosucht leidest, plagt dich oft ein **schlechtes Gewissen** deinem Partner/deiner Partnerin gegenüber. Die Sucht hat nämlich unweigerlich negativen Einfluss auf das reale Sexleben.

Diese Gewissensbisse kannst du auch zu deinem Vorteil nutzen, indem du ein **Foto deines Partners/deiner Partnerin** als Hintergrundbild für dein Smartphone benutzt.

Wenn du mit der Absicht, Internetpornos zu konsumieren, zum Handy greifst, könntest du beim Anblick einer geliebten Person vielleicht innehalten und es dir nochmals überlegen.

Wenn du **außerhalb einer Partnerschaft** lebst, kannst du dieses Prinzip auch auf deine Wünsche anwenden. Du könntest dein Traumauto oder einen Wunschurlaub als Hintergrundbild speichern, was dich immer wieder daran erinnert, wofür du das Geld sparst und wofür du auf andere Dinge verzichtest.

Das Wichtigste ist, bei diesem Trick dich selbst an andere Dinge und die Gründe des Verzichts zu erinnern!

4. SPORT UND BEWEGUNG

Die Abläufe in deinem Körper – und somit auch in deinem Gehirn – werden maßgeblich vom Hormonhaushalt beeinflusst. Er steuert, worauf du gerade Lust hast und wie du dich im Allgemeinen fühlst. Sport und Bewegung beeinflussen dieses Gleichgewicht der Botenstoffe. Und dieser Umstand lässt sich wiederum zu deinem Vorteil nutzen.

Wenn du Sport treibst, bringst du deinen Körper dazu, neben einer Vielzahl anderer Stoffe auch Adrenalin auszuschütten. Evolutionsbedingt bekommt dieses Hormon immer den Vorzug vor allen anderen. Es wurde und wird immer dann ausgeschüttet, wenn wir uns in Gefahr befanden bzw. befinden.

Ein Override-Code für Endorphine und alle anderen Botenstoffe wie etwa Dopamin. Wird Adrenalin produziert, kommen alle anderen Abläufe erst einmal in die Warteschleife.

Diese natürliche Vorrangregelung kann dabei helfen, die Lust auf Pornos zu dämpfen. Hier sind zwei Tipps, die dir dabei helfen können, dich selbst aus einer Situation mit hohem Lustdruck herauszuholen.

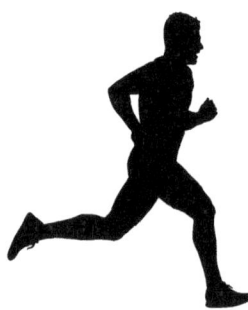

TIPP NR. 12: SPORT – JETZT SOFORT!

Wenn du dich beim Gedanken an Internetpornos erwischst, kannst du **sofort** alles stehen und liegen lassen und für **ein paar Minuten intensiv Sport treiben.** Es muss kein Lauf über 10 Kilometer sein, keine stundenlange Radfahrt, kein schweißtreibendes Intervalltraining.

Ein kurzes Ausbrechen aus der Versuchung reicht bereits. 500 Meter Laufen, 20 Liegestütz, 20 Kniebeugen, 20 Hampelmänner. Die plötzliche sportliche Betätigung bringt deinen Körper dazu, Adrenalin auszuschütten. **Du erzeugst damit einen „guten Schock", den du selbst kontrollieren kannst.** Die Vorfahrtsregeln im Gehirn ändern sich, die zuvor dominanten Botenstoffe, die dein Körper in Aussicht auf baldigen Pornokonsum produziert hat, müssen sich hinten anstellen und werden bis zu einem gewissen Grad wieder abgebaut.

Wiederholungstäter haben es leichter!

Damit dieser Ansatz seine größtmögliche Wirkung entfalten kann, ist es aller Voraussicht nach nötig, sich mehrmals hintereinander zu diesen Kurz-Einheiten zu überwinden. Von einmal Liegestütze und Kniebeugen verschwindet die Lust auf Pornografie nämlich nicht gänzlich.

TIPP NR. 13: GEGENSTEUERN DURCH AKTIVES ENTSPANNEN

Verspürst du den akuten und starken Drang, deiner Sucht nachzugeben, ist eine Sache besonders wichtig: Du musst aus dieser momentanen Situation herausgeholt werden. Ob das durch einen Impuls von außen oder von innen heraus passiert, ist egal. Dieser Tipp fokussiert sich auf die zweite Variante. Was kannst du selbst an Ort und Stelle machen, um vom Verlangen nach Internetpornografie wegzukommen?

Wir haben bereits die kurzfristige Adrenalinausschüttung durch Sport vorgestellt. Was aber tun, wenn du ein kompletter Sportmuffel bist oder aufgrund einer Verletzung bzw. einer Einschränkung keinen Sport machen kannst?

Die Lösung heißt: Entspannung. Das klingt zunächst zwar sehr abgedroschen, verbessert die Situation allerdings auf jeden Fall. Egal ob autogenes Training, progressive Muskelentspannung, Yoga, spezielle Atemtechniken oder sonstige Ansätze: Alle helfen dir dabei, dich selbst aus der verlockenden und gleichzeitig beängstigenden Situation herauszuholen.

Diese Entspannungsmethoden bieten dir die Möglichkeit, einen Moment innezuhalten und deine Gedanken neu zu ordnen. Sie können dir helfen, dich emotional und mental von deinen impulsiven Verlangen zu distanzieren und dir somit eine klare Perspektive auf deine Situation zu verschaffen. Mit regelmäßiger Anwendung dieser Techniken kannst du lernen, deine Reaktionen auf Suchtreize besser zu kontrollieren und somit langfristig deine Abhängigkeit zu mindern.

❯ AUTOGENES TRAINING

Im Fall des autogenen Trainings hast du es mit einer Art von Selbsthypnose zu tun. Ziel ist es, deinen Körper in einen Ruhezustand zu versetzen. Der Schlüssel dazu ist die **gedankliche Konzentration**, die durch Autosuggestion und das Vorsagen bestimmter Formeln erreicht werden soll. Unterm Strich ist es eine sehr potente Übung, für deren Beherrschung du ein gewisses Maß an Erfahrung benötigst. Autogenes Training lässt sich nicht an einem oder zwei Nachmittagen erlernen.

Aber sobald du die **Technik gemeistert hast**, verfügst du über ein wirksames Instrument, um dich von der akuten Lust auf Pornografie zu befreien. Die Erfolgschancen variieren von Mensch zu Mensch; bei einigen wirkt es stärker, bei anderen weniger. Schaden wird es auf keinen Fall, diese Technik zu erlernen und damit einen weiteren wertvollen Lifehack gegen die Pornosucht und das akute Verlangen zu haben!

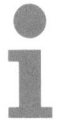

Autogenes Training in der Praxis:

Um eine detaillierte Anleitung zum Ablauf eines autogenen Trainings zu geben, fehlt hier schlicht der Platz. Aber das ist kein Problem, denn das Internet ist voll von umfassenden und leicht verständlichen Anleitungen.

Gib einfach die Phrase „Autogenes Training gegen Sucht" in eine Suchmaschine deiner Wahl ein – und stöbere in den Ergebnissen.

PROGRESSIVE MUSKELENTSPANNUNG

Das von dem US-amerikanischen Psychologen Edmund Jacobson entwickelte Verfahren zielt darauf ab, einen Zustand tiefer Entspannung durch bewusste An- und Entspannung bestimmter Muskelgruppen zu erreichen. Der Vorteil dieser Methode ist, dass du sie überall anwenden kannst, du benötigst dafür keinen abgeschotteten Rückzugsort.

Die progressive Muskelentspannung ist also auch eine Option, wenn sich der Suchtdrang etwa im Zug, in der Straßenbahn oder im Büro meldet. Das lässt sich gut am Ablauf des folgenden Übungsbeispiels sehen.

 ### *Progressive Muskelentspannung in der Praxis:*

Winkle deine Arme ab, mache eine Faust und spanne beide Arme – von der Schulter bis in die Fingerspitzen – an. Halte diese Spannung für 5-7 Sekunden und lasse danach locker. Gönn dir eine Pause von 20-30 Sekunden und spanne die Arme erneut an. Du kannst auf diese Art und Weise durch deinen gesamten Körper arbeiten. Beginne mit den Armen und arbeite dich über das Gesicht, den Nacken, den Bauch, die Schultern bis hin zu den Gesäß- und Oberschenkelmuskeln vor. Genieße dabei bewusst die Phasen der Entspannung.

Für ausführlichere Anleitungen kannst du im Internet zahlreiche Ressourcen finden. Suche einfach nach „progressive Muskelentspannung" und wähle aus, was dir am meisten zusagt.

❯ YOGA

Yoga wirkt auf mehreren Ebenen, um gegen Suchtverhalten wie die Pornosucht zu helfen. Es ist nicht nur eine körperliche Übung, sondern auch ein mentales Werkzeug, das dir hilft, deine Aufmerksamkeit und dein Bewusstsein zu schärfen. Durch die Praxis von Yoga lernst du, deinen Geist zu kontrollieren und von unerwünschten Gedanken oder Verlangen abzulenken, dich auf den gegenwärtigen Moment zu konzentrieren. Die verschiedenen Yoga-Positionen und Atemübungen leiten dich an, deine **Gedanken zu beobachten, ohne darauf zu reagieren**. Dies fördert Achtsamkeit, eine Fähigkeit, die besonders effektiv im Umgang mit Suchtverhalten ist. **Achtsamkeit ermöglicht es dir, bewusster zu entscheiden**, anstatt impulsiv zu handeln. Dieser bewusstere Umgang mit deinen Gedanken und Gefühlen kann dir helfen, das Bedürfnis nach sofortiger Befriedigung, wie es bei der Pornosucht der Fall ist, zu reduzieren.

Darüber hinaus unterstützt Yoga die Entwicklung eines tieferen Verständnisses für deinen eigenen Körper und dessen Bedürfnisse. Durch regelmäßige Yoga-Praxis lernst du, besser auf die Signale deines Körpers und deines Geistes zu hören. Dies kann dich befähigen, deine wahren Bedürfnisse zu erkennen und zu erfüllen, anstatt auf die kurzfristige Befriedigung durch Suchtverhalten zurückzugreifen.

Yoga als ganzheitlicher Ansatz vereint physische Übungen mit mentaler Disziplin und fördert so ein gesundes Selbstbewusstsein und Selbstkontrolle. Es hilft dir, Stress und Spannungen abzubauen, was wiederum die Wahrscheinlichkeit verringert, dass du zu Suchtverhalten als Bewältigungsstrategie greifst.

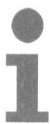

Yoga in der Praxis:

Eine der besten Yoga-Übungen gegen Stress ist die sogenannte **halbe Vorbeuge**. *Sie ist ideal zur Beruhigung und auch für Anfänger leicht umzusetzen.*

- *Setz dich dafür im Langsitz auf den Boden und strecke deine Beine aus.*
- *Ziehe dann dein rechtes Bein heran und lasse das Knie zu Boden sinken, wobei die Fußsohle die Innenseite des linken Oberschenkels berühren sollte.*
- *Diese Übung hilft nicht nur bei der Entspannung deines Körpers, sondern beruhigt auch den Geist und fördert die Konzentration.*

- *Die halbe Vorbeuge ermöglicht es dir, tiefer in die Entspannung einzutauchen und dabei gleichzeitig deinen Fokus zu schärfen.*
- *Diese Balance zwischen körperlicher Entspannung und mentaler Klarheit ist besonders effektiv bei der Bewältigung von Suchtverhalten.*
- *Durch regelmäßiges Üben wirst du feststellen, dass du deine Gedanken und Emotionen besser kontrollieren kannst, was dir hilft, das Verlangen nach sofortiger Befriedigung, wie es bei der Pornosucht der Fall ist, zu reduzieren.*
- *Diese Yoga-Übung ist nicht nur eine hervorragende Methode zur Stressbewältigung, sondern auch ein wertvolles Werkzeug zur Selbstregulation.*

❯ ATEMTECHNIKEN

Die Art und Weise, wie du atmest, beeinflusst deine Emotionen. Dies ist keine Zauberei, sondern einfache Biologie. Wenn du dich in einem Zustand der Erregung befindest, wie es bei Suchtdruck der Fall ist, ist deine Atmung oft schnell und flach. Dein Körper bekommt dadurch zu wenig Sauerstoff, was zu weiteren Spannungen führen kann. Gezieltes, ruhiges und tiefes Atmen hingegen versorgt deinen Organismus ausreichend mit Sauerstoff. Wenn du dich zusätzlich auf die Bewegungen konzentrierst, die diese Atmung in deinem Körper auslöst, kannst du auch deine Gedanken von der Versuchung weglenken.

Um diese Atembewegungen zu verstärken und sichtbar zu machen, ist es hilfreich, deine **Hände auf den Bauch zu legen** und zu beobachten, wie sie sich **beim Ein- und Ausatmen heben und senken.**

Diese Atemtechniken sind besonders wirksam gegen Suchtverhalten, weil sie dir helfen, deinen **Geisteszustand aktiv zu verändern.** Indem du bewusst langsamer und tiefer atmest, signalisierst du deinem Körper und Geist, dass kein unmittelbarer Handlungsbedarf besteht. Dies kann dazu beitragen, das Verlangen oder den Drang, dem Suchtverhalten nachzugeben, zu verringern. Tiefes Atmen aktiviert den Parasympathikus, den Teil des Nervensystems, der für Entspannung zuständig ist, und reduziert somit die körperlichen Symptome von Stress und Angst. Durch regelmäßiges Üben dieser **Atemtechniken** kannst du lernen, sie in **Momenten der Versuchung automatisch einzusetzen.** Das bedeutet, dass du im Laufe der Zeit besser in der Lage sein wirst, deine **Reaktion auf Suchtreize zu kontrollieren.**

Atemübungen in der Praxis

Wenn du dich bisher noch nicht mit Atemübungen beschäftigt hast, kann es anfangs etwas schwierig sein, diese umzusetzen. Deshalb hier eine kurze Anleitung für eine Technik, die du problemlos im Alltag einsetzen kannst. Die bei Yogis bekannte und beliebte Technik namens „Nadi Shodhana" reguliert den Herzschlag, den Blutdruck und das Nervensystem. Sie macht auch die Lungen fit.

- Lege den Daumen deiner rechten Hand sanft über dein rechtes Nasenloch und den Ringfinger über das linke. Wichtig: Noch nicht zudrücken!

- Verschließe nun das rechte Nasenloch mit dem Daumen und atme durch das linke vollständig aus.

- Atme dann durch das freie Nasenloch tief ein, verschließe es mit dem Ringfinger, halte die Luft an und zähle bis vier.

- Danach löse den Daumen und atme durch das rechte Nasenloch aus.

- Atme nun tief durch das rechte Nasenloch ein und verschließe es anschließend mit dem Daumen. Halte die Luft erneut für vier Sekunden an.

- Atme durch das linke Nasenloch aus. Ein Durchgang der Übung ist somit abgeschlossen.

Es wird empfohlen, die Übung fünf- bis zehnmal zu wiederholen, um auch wirklich einen Effekt zu spüren.

5. TIPPS FÜR DEN ALLTAG

Die beste Strategie zur Überwindung einer Sucht ist eine Kombination aus langfristig gedachten Ansätzen und Tipps für die kurzfristige Hilfe, wenn der Schuh drückt und die Sucht sich meldet.

Es ist außerdem immer ratsam, dass du dir kleine, erreichbare Ziele setzt. Diese Ziele können dir helfen, deine Fortschritte zu verfolgen und dich zu motivieren. Versuche außerdem, deine Routine zu ändern, um Trigger-Situationen zu vermeiden. Das kann bedeuten, neue Hobbys zu entdecken oder alte Gewohnheiten durch gesündere Alternativen zu ersetzen.

Im Alltag einfach anzuwendende Tipps sind hilfreich und ein integraler Bestandteil dieser ganzheitlichen Strategie. Wir stellen hier die neun unserer Meinung nach erfolgversprechendsten vor.

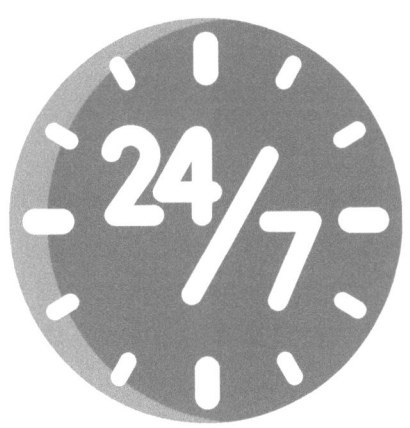

TIPP NR. 14: STIFTE VERWIRRUNG!

Wenn sich deine **Gedanken nur noch um eine Sache drehen** und der Suchtdruck immer größer wird, ist es **Zeit für Verwirrung**. Du kannst das am einfachsten erreichen, indem du einen deiner fünf Sinne kurzfristig überlastest und somit die Erregungsspirale unterbrichst.

Für jeden Sinn gibt es verschiedene Methoden, die da wären:

- <u>Schmecken</u>

Wenn sich die Sucht nach Pornografie meldet, beiße in eine **Zitrone**! Oder nimm einen kleinen Schluck aus der Flasche mit der Chili-Sauce. **Der extreme Reiz verwirrt deinen Geschmackssinn und sorgt für eine gewollte Disruption.** Angesichts des verursachten "Schocks" **sinkt die Lust auf Sex** bzw. Pornografie schlagartig. Jetzt ist es erst einmal wichtig, dich von dem geschmacklichen Schock zu erholen; Pornos sind dann zweitrangig.

Aber Achtung!

Zu scharfe Lebensmittel können die Magenschleimhaut schädigen. Solltest du in dieser Hinsicht ohnehin empfindlich sein, empfehlen wir, nach einem anderen Reiz zu suchen und die Chili-Sauce im Regal zu lassen.

• Riechen

Eng verwandt mit dem Schmecken, können auch beim **Riechen** besonders intensive Lebensmittel zum Einsatz kommen. Ein besonderer **französischer Käse, eingelegter Fisch oder andere stark riechende Lebensmittel** können hilfreich sein. Erlaubt ist, was dir gefällt – oder noch besser, nicht gefällt. Eine andere gute Möglichkeit ist **Riechsalz**. Denn Riechsalz basiert in der Regel auf Ammoniumcarbonat und „duftet" entsprechend intensiv. Durch das Einatmen von Riechsalz soll sich der **Atemreflex verstärken** und **kurzfristig die Ausschüttung von Adrenalin ankurbeln.**

Aber Achtung!
Dauerhafte Nutzung von Riechsalz kann die Schleimhäute schädigen. Immerhin atmest du dabei Ammoniak ein, ein Gas, das grundsätzlich ätzend wirkt. Bei der Anwendung ist daher Vorsicht geboten.

Weitere Beispiele für Gerüche, die du im Alltag nutzen kannst, sind starke **ätherische Öle wie Pfefferminz, Eukalyptus oder Teebaumöl.** Diese Öle haben einen starken, durchdringenden Geruch, der deine Sinne schnell ablenken und das Verlangen nach Pornografie unterbrechen kann.

Auch der **Geruch von Kaffeebohnen, Knoblauch oder Zwiebeln** kann eine ähnliche Wirkung haben. Die Idee ist, dass diese starken Gerüche deine Sinne überwältigen und dich so von deiner Sucht ablenken. Es ist wichtig, diese Techniken verantwortungsvoll einzusetzen und darauf zu achten, dass sie dir nicht schaden.

- <u>Hören</u>

Musik hat die Kraft, tiefgehende Emotionen in dir auszulösen und kann daher auch dabei helfen, den Suchtdruck zu lindern und die Erregungsspirale zu durchbrechen. Setze dabei auf möglichst aggressive, schnelle und vor allem laute Musik! Der Sound sollte quasi über dich drüberwalzen und hinwegfegen. Nur so ist die Verwirrung groß genug, um deine Gedanken auch wirklich von der Pornografie wegbewegen zu können.

Aber Achtung!
Wenn du dauerhaft zu laut Musik hörst, riskierst du Hörschäden. Setze diese Art der Disruption deshalb nur zielgerichtet und kurzfristig ein!

Wenn du eher zu sanfteren Methoden tendierst, kannst du auch versuchen, dich mit beruhigender oder meditativer Musik abzulenken. Solche Musik kann helfen, deine Gedanken zu beruhigen und dich in einen entspannteren Zustand zu versetzen.

Du könntest auch in Erwägung ziehen, Naturgeräusche wie das Rauschen des Meeres oder Vogelgezwitscher anzuhören. Diese Klänge können helfen, dich von deinen unerwünschten Gedanken abzulenken und dir ein Gefühl von Frieden und Ruhe zu vermitteln.

Es geht letztlich darum, die richtige Art von akustischer Stimulation zu finden, die dir hilft, dich von deiner Sucht abzulenken und deine Gedanken zu kontrollieren.

- ## <u>Sehen</u>

Dein gefühlter **Primärsinn** ist im Zusammenhang mit einer Pornosucht besonders wichtig. Mehr als 90 % der Süchtigen sind Männer, und die werden besonders über **visuelle Reize** erregt. Wenn du dich über deinen Sehsinn ablenken möchtest, kannst du das etwa durch „hektische" oder eben besonders schnelle und mit Eindrücken vollgestopfte Musikvideos versuchen. Oder du gönnst dir einen fesselnden Horrorfilm. Etwas, das dich derart **überfordert**, dass der **Suchtdruck in den Hintergrund** rückt.

Aber Achtung!
Wenn du zum Beispiel an Epilepsie leidest, musst du mit visuellen Reizen besonders vorsichtig umgehen und solltest dich eher nach Alternativen umsehen.

Ein weiteres Beispiel könnte sein, in eine komplett **andere visuelle Welt** einzutauchen, wie etwa durch das Betrachten von **Kunst** oder das Ansehen von **Naturdokumentationen**. Diese bieten eine Fülle von visuellen Reizen, die deine **Aufmerksamkeit fesseln** und deinen Geist **von der Sucht ablenken** können. Das Betrachten von abstrakter Kunst oder das Eintauchen in die visuelle Pracht der Natur kann nicht nur ablenken, sondern auch inspirieren und beruhigen. Es ist eine sanftere Methode, deine Augen und deinen Geist zu beschäftigen, ohne dabei auf überwältigende oder potenziell schädliche Reize zurückzugreifen. So kannst du deinen Sehsinn nutzen, um dich in positive und heilsame Erfahrungen zu vertiefen.

- <u>Fühlen</u>

Deine Haut ist dein größtes Organ und registriert Reize überall an deinem Körper, um diese sofort an dein Gehirn zu übermitteln. Es gibt unzählige Möglichkeiten, diesen Sinn zu verwirren und die Erregungsspirale zu unterbrechen. So könntest du dich etwa mit einer **Stecknadel ein wenig in den Finger pieken.** Oder du hältst deine Hand so lange über eine **Kerzen-Flamme,** bis du es nicht mehr aushalten kannst. **Eine andere Möglichkeit:** Du besorgst dir ein **Gummiband** und befestigst es an deinem **Handgelenk.** Wenn sich die Sucht meldet, lässt du das **Bändchen schnappen** und fügst dir so immer wieder **kleinere Schmerz-Dosen** zu.

Aber Achtung!
*Wenn du durch Schmerzen erregt wirst, also Vorlieben für sadomasochistische Praktiken hegst, wirst du mit diesem Tipp klarerweise eher weniger anfangen können. **Außerdem muss zu jedem Zeitpunkt sichergestellt sein, dass du dir durch diese kleineren Tipps keine dauerhaften Schäden zufügst!***

Ein weiteres Beispiel, um den Tastsinn auf andere Weise zu nutzen, wäre das Halten eines **Eiswürfels** in der Hand. Das Gefühl der Kälte kann eine **intensive und ablenkende Erfahrung** bieten. Das kalte Gefühl lenkt nicht nur ab, sondern bringt auch eine sofortige körperliche Reaktion hervor, die deine Aufmerksamkeit von der Sucht weglenkt. Natürlich geht das auch mit einer **eiskalten Dusche,** was sogar noch effektiver sein könnte! Die Kälte einer Dusche kann deinen ganzen Körper erfassen und dich sofort in einen Zustand bringen, in dem die Sucht in den Hintergrund rückt.

TIPP NR. 15: STOPPTASTE DRÜCKEN

Das Aufkommen sexueller Fantasien lässt sich nicht verhindern, und das ist auch gar nicht das Ziel. Im Grunde geht es nur darum, diese Fantasien besser zu managen. Mit ein wenig Übung kannst du von ihnen sogar profitieren und sie als Motor für den Abschied von der Pornosucht verwenden. Zentral ist hier, die Fantasien bis zu einem gewissen Punkt zuzulassen und sie dann überraschend abzubrechen. Also die Stopptaste zu drücken. Bekannt ist dieses Vorgehen als sogenannte „Gedankenstopptechnik".

Die Gedankenstopptechnik in der Praxis:

Lass die Gedanken an das Suchtobjekt kurz zu und schreie dann ganz laut „STOPP!". Wahlweise kannst du dazu auch in die Hände klatschen oder einen kleinen Luftsprung hinlegen. Klingt peinlich und seltsam? Soll es auch sein. Das führt nämlich zur plötzlichen Ausschüttung von Adrenalin.

Und genau das ist das Ziel. Die chemischen Vorgänge in unserem Gehirn – nichts anderes sind Gedanken – werden unterbrochen bzw. treten andere Vorgänge und Botenstoffe an ihre Stelle. Im konkreten Fall handelt es sich dabei eben um Adrenalin.

Diese Technik lässt sich zu Hause ganz einfach üben. Schließe deine Augen und denke an etwas Schönes. **Nach 20-30 Sekunden reiße deine Augen auf und rufe ganz laut „STOPP!".** Gleichzeitig konzentriere dich sofort auf etwas in deiner unmittelbaren Umgebung und verschaffe deinem Gehirn somit einen Punkt, auf den es sich fokussieren kann.

Das kann eine bestimmte Farbe, ein Gegenstand oder sogar ein Geräusch sein. Das Ziel ist, deine **Gedanken komplett von der ursprünglichen Fantasie wegzulenken** und auf etwas Neutrales oder Positives zu fokussieren. Dieser abrupte Wechsel hilft dir, die Kontrolle über deine Gedanken zu erlangen.

Wie so oft gilt auch hier: Übung macht den Meister. Probiere die Technik immer und immer wieder aus. Die Gedanken werden zurückkommen, aber unser Gehirn ist lernfähig. **Es kann umprogrammiert werden.** Wenn es merkt, dass erotische Gedanken konstant zu Stress und einem Adrenalinausstoß führen, wird es diese einfach weniger oft zulassen.

Dazu kommt, dass du dich über einen gelungenen Gedankenstopp freuen kannst, was zur Ausschüttung von Endorphinen führt. Diese sprechen wiederum das Belohnungszentrum an und sorgen für das Entstehen von positiven Routinen.

Mit der Zeit wirst du feststellen, dass die Technik immer effektiver wird und du immer besser darin wirst, deine Gedanken zu steuern.

TIPP NR. 16: BITTE LÄCHELN!

„Lach doch mal, dann geht es dir sicher gleich besser!" Dies ist ein oft gehörter und gleichzeitig meist **nerviger Ratschlag**. Was soll sich denn an der Gesamtsituation ändern, wenn du lächelst? Grundsätzlich natürlich nichts, aber das weiß dein Gehirn nicht. Durch das Lächeln kannst du es überlisten und deinen Körper dazu bringen, Stresshormone abzubauen.

Und das funktioniert so:

In deinem Gesicht befinden sich zahlreiche Muskeln, 50, um genau zu sein. Wenn du nun lächelst, beanspruchst du 17 davon. Unsere Muskeln sind mit Nerven verbunden, die wiederum direkt ins Gehirn führen. Ein Lächeln signalisiert dem Gehirn, dass es dir gut geht und es mit der Produktion von Stresshormonen aufhören kann. Wenn sich der Suchtdruck mal wieder meldet, werden genau diese Stresshormone ausgeschüttet. Ein Lächeln stoppt deren Produktion. Wenn sich also wieder mal die Sucht meldet, lächle sie einfach weg! Das muss zunächst natürlich geübt werden. Je besser du die Technik drauf hast, desto schneller stellt sich der gewünschte Effekt ein.

Zähne zeigen ist nicht notwendig!

*Bei der Anwendung dieser Methode musst du übrigens nicht von einem Ohr zum anderen grinsen. Es reicht schon ein **leichtes Lächeln**, um dem Gehirn zu signalisieren, dass es aus dem Stress- in den Entspannungsmodus wechseln kann. Dieses Lächeln kann eine große Wirkung haben, indem es die Stimmung aufhellt und dabei hilft, dich weniger auf die Sucht zu konzentrieren.*

TIPP NR. 17: BELOHNUNG

Wenn sich die Sucht wieder meldet, hast du grundsätzlich zwei Optionen: Ihr nachgeben oder erfolgreich widerstehen. Du kennst nun bereits einige wirksame Methoden, um der zweiten Variante zu folgen. Aber was tun, wenn du es tatsächlich geschafft hast und dem Suchtdruck diesmal widerstanden hast?

Die Antwort ist einfach: Belohne dich selbst! Dabei geht es nicht um das Nachgeben in deiner Sucht, sondern um etwas, das dir ein gutes Gefühl gibt und dich positiv bestärkt. Überlege dir, was dir Freude bereitet und wie du dich für deinen Erfolg belohnen kannst. Es kann etwas Kleines sein, das dir ein Lächeln ins Gesicht zaubert oder dir ein Gefühl von Zufriedenheit gibt.

Das kann alles Mögliche sein – vielleicht ein Spaziergang an der frischen Luft, ein gutes Buch, ein entspannendes Bad oder einfach Zeit mit geliebten Menschen zu verbringen. Es geht darum, dich für deine Willensstärke zu belohnen und positive Gefühle zu erleben, die nichts mit deiner Sucht zu tun haben.

Indem du dir bewusst machst, dass es Belohnungen gibt, die unabhängig von deiner Sucht sind, schaffst du es, dein Gehirn **umzuprogrammieren**. Du erkennst, dass Glück und Zufriedenheit auch ohne das Nachgeben gegenüber der Sucht möglich sind. Diese Art der Belohnung hilft dabei, **neue, gesündere Gewohnheiten zu etablieren** und das **Belohnungszentrum im Gehirn auf positive Weise zu stimulieren**.

TIPP NR. 18: KUMMERNUMMER

Du kennst sicherlich die Idee von **Notfallnummern**, die im Falle einer Notsituation gewählt werden. Diese sogenannten **ICE-Nummern (In Case of Emergency)** sind für den **Ernstfall** gedacht, wenn du Hilfe oder Unterstützung benötigst.

Hierfür schlagen wir vor, eine ähnliche Idee für den Umgang mit aufkommendem Suchtdruck zu verwenden. Es ist ratsam, nicht nur eine, sondern mindestens drei enge Freunde als potenzielle Kummernummern auszuwählen. Diese Freunde müssen nicht unbedingt über deine Sucht informiert sein, es hängt davon ab, wie offen du mit deinem Problem umgehen möchtest und wen du einweihen möchtest.

Wenn du deine Sucht geheimhalten möchtest, ist es hilfreich, im Voraus einige Ausreden vorzubereiten, über die du sprechen kannst. Auf diese Weise hast du bereits ein Gesprächsthema zur Hand und kannst dich ganz auf die Ablenkung von der Pornosucht konzentrieren.**Wenn deine Kontakte jedoch von deiner Sucht wissen, kann das die Situation entspannen. Du musst dich nicht verstellen oder verstecken, sondern kannst offen über deine Probleme sprechen.**

Oft sind Sucht und die damit verbundene Notlage nur der Ausgangspunkt des Gesprächs, und die Konversation entwickelt sich von selbst in eine andere Richtung, die weit entfernt von der Pornosucht und ihren Verlockungen ist.

Eine weitere Möglichkeit besteht darin, **Online-Konversationen auszuprobieren**, wenn du nicht direkt mit jemandem sprechen möchtest. Dies kann besonders effektiv sein, da du auf diese Weise einen **sofortigen, ablenkenden Wechsel von deinen Gedanken** und der Pornosucht erzielen kannst.

Du kannst dich bei verschiedenen Plattformen anmelden und mit Fremden über einen Messenger chatten. Diese Art der Kommunikation kann als eine Art generalisierte Kummernummer dienen.

Da normalerweise keine persönliche Beziehung zu den Gesprächspartnern besteht, könnte dies die **Hemmschwelle senken**. Du kannst offen über deine Gefühle sprechen, ohne Angst vor Verurteilung oder Stigmatisierung zu haben.

Denke auch darüber nach, den **Fokus auf geschäftliche Gespräche zu lenken**. Wenn du in der Geschäftswelt tätig bist, kann der direkte Wechsel zu einer geschäftlichen Unterhaltung helfen, deine Gedanken von der Sucht abzulenken. Die **Konzentration auf berufliche Themen** kann sehr effektiv sein, um den Drang nach Pornografie zu überwinden.

Eine weitere Option besteht darin, Kontakt zu älteren Bekannten aufzunehmen, die du außerordentlich **respektierst und bewunderst**. Ein Gespräch mit einer respektierten Person kann nicht nur ablenkend sein, sondern auch dazu beitragen, deine Perspektive zu erweitern und deine Motivation zur Überwindung der Sucht zu stärken.

TIPP NR. 19: DIE SPENDIERHOSEN ANZIEHEN

Ein Suchtleiden geht meist mit einem niedrigen Selbstwertgefühl einher. Durch die Suchthandlung – in unserem Fall ist das der Konsum von Pornografie – soll diese lähmende Wahrnehmung durch ein kurzfristiges Hochgefühl verdrängt werden. Hier dreht sich im Grunde also alles um Liebe und Selbstliebe. Pornos sind zum Glück nicht die einzige Möglichkeit, dieses Loch zu stopfen.

Wie lässt sich das Selbstwertgefühl also noch merklich heben? **Durch Spenden, zum Beispiel.** Wenn du aktuell großen Suchtdruck verspürst, kannst du versuchen, anstatt die nächste einschlägige Website aufzurufen, einen **kleinen Betrag an eine Organisation zu spenden**. Welche Themen liegen dir am Herzen? Welche Arbeit ist in deinen Augen Wert, unterstützt zu werden? An welchen Verein du spendest, ist im Grunde völlig egal. Möchtest du lieber in deiner unmittelbaren Umgebung Gutes tun? Auch hier werden sich Möglichkeiten finden lassen. Stelle eine Liste mit all jenen Organisationen und Vereinen zusammen, die in deinen Augen unterstützenswert sind.

Das Gute ist: Eine Spende bewirkt **zwei positive Dinge auf einen Schlag**. Zunächst einmal ist da das Offensichtliche. Eine unterstützenswerte Sache bekommt eine finanzielle Zuwendung, um ihren Dienst an der Gesellschaft weiterhin ausüben zu können. Zusätzlich verschaffen Sie sich selbst durch die Spende ein **gutes Gefühl**. Das **Belohnungszentrum** wird angesprochen – das zuvor erwähnte Loch wird mit Zufriedenheit und einem gesteigerten Selbstwertbewusstsein gefüllt. Das Gehirn lernt um, neue Verbindungen werden hergestellt.

Auch Zeit ist wertvoll!

Es muss übrigens nicht immer eine finanzielle Zuwendung sein. Viele Organisationen freuen sich auch darüber, wenn du etwas von deiner Zeit schenkst.

Wer also nicht über den monetären Background verfügt, um regelmäßig Spenden entbehren zu können, der hat die Möglichkeit, sein Selbstwertgefühl durch soziales Engagement zu heben. Frage bei der Obdachlosenhilfe nach, ob es Arbeit für Freiwillige gibt.

Erkundige dich beim örtlichen Tierheim, ob du helfen kannst. Üblicherweise werden engagierte Menschen in derartigen Einrichtungen mit offenen Armen empfangen. Eine Win-Win-Situation!

Das Ersetzen von negativen Gewohnheiten durch positive, wie Spenden oder ehrenamtliche Tätigkeiten, basiert auf dem Prinzip der **Verhaltensänderung**. Diese Aktivitäten bieten alternative Belohnungen und Erfüllung, wodurch das Bedürfnis nach dem ursprünglichen Suchtverhalten reduziert wird. Indem du dich in sozial nützliche Projekte einbringst, entsteht ein Gefühl der Zugehörigkeit und des Beitrags zur Gesellschaft. Dies fördert das Selbstwertgefühl und die Selbstwirksamkeit. Das Gehirn bildet neue, positive Verknüpfungen und Gewohnheiten, die die alten, schädlichen Muster ersetzen. So wird die Heilung von der Sucht unterstützt und die allgemeine Lebensqualität verbessert.

TIPP NR. 20: GETEILTES LEID IST HALBES LEID

Wenn du dich guten Freunden oder Familienmitgliedern anvertraust, kannst du deinen Frust und den aufgebauten Druck reduzieren.

Auch wenn deine Vertrauten noch so verständnisvoll sind, sie können deine Ängste, Sorgen und Nöte nie zu 100 % nachempfinden, da ihnen die Erfahrung fehlt. Ihre Unterstützung ist zwar gut gemeint, aber der tiefe Einblick bleibt aus.

Der Austausch mit anderen Betroffenen hat sich seit Jahrzehnten bewährt. Du kennst sicher die Bilder vom Sesselkreis in einem Gemeindezentrum. Warum also nicht auch bei Pornosucht diese Möglichkeit nutzen? Diese Treffen sind allerdings örtlich und zeitlich begrenzt. Das heißt, wenn die Sucht sich meldet, ist oft kein Gesprächstermin verfügbar.

Hier kann das Internet helfen. In den Weiten des Internets gibt es zahlreiche Selbsthilfegruppen mit Foren voller Menschen, die unter derselben Sucht leiden. Indem du dich dort einbringst und dein Leid teilst, knüpfst du Verbindungen zu Menschen, die Ähnliches durchmachen.Diese Foren sind rund um die Uhr zugänglich. Oft gibt es auch eine Chat-Funktion. Wird der Suchtdruck zu groß, besuche einfach eine dieser Selbsthilfe-Webseiten und teile dort deinen Frust.

Du wirst auf Menschen treffen, die dich verstehen und sich in dich hineinversetzen können. Und wie wir alle wissen, ist geteiltes Leid halbes Leid.

Hilfe suchen, Hilfe geben!

Du hast auch die Möglichkeit, in diesen Foren nicht nur als Hilfesuchender, sondern auch als Hilfegebender aktiv zu sein. Wenn du auf einen entsprechenden Beitrag stößt, zögere nicht, zu antworten und deine Unterstützung anzubieten. So bringst du nicht nur Hoffnung in das Leben eines anderen Betroffenen, sondern stärkst gleichzeitig dein eigenes Selbstwertgefühl.

Die Strategie des Austausches in Selbsthilfegruppen wirkt gegen die Pornosucht, da sie das Gefühl von Gemeinschaft und Verstandenwerden bietet.

Ein Beispiel: Stell dir vor, du bist in einer schwierigen Wanderung gefangen. Alleine ist der Weg unübersichtlich und erschreckend. Triffst du jedoch auf andere Wanderer mit ähnlichen Erfahrungen, fühlt sich der Weg weniger bedrohlich an. Ihr tauscht Karten und Ratschläge aus, ermutigt euch gegenseitig und teilt Erfolgserlebnisse. Diese Art von Unterstützung und Solidarität macht die Reise erträglicher und zielführender.

Ebenso ist es bei der Überwindung der Pornosucht: Der Austausch mit Gleichgesinnten schafft eine unterstützende Umgebung, in der man nicht mehr alleine kämpft, sondern gemeinsam voranschreitet.

TIPP NR. 21: WERDE TEIL EINES RUDELS

Du bist nicht nur ein Gewohnheitstier, sondern auch ein Rudeltier. Du orientierst dich oft an dem, was in deiner unmittelbaren Umgebung passiert. In den meisten Fällen dreht sich das nicht um den Konsum von Pornografie, was ja eher eine private Angelegenheit ist.

Um also gar nicht erst an die Sucht zu denken, ist es ein guter Tipp, dich so oft und so lange wie möglich mit anderen Menschen zu umgeben. Verzichte also auf die Home-Office-Möglichkeit und fahre stattdessen ins reale Büro. Dort bist du unter Menschen.

Geh abends mit Freunden in eine Bar, tritt einem Sportverein bei oder gründe eine Band. Alles, was dich unter Menschen bringt, ist hilfreich.

Rudelgehirn vs. Vernunftgehirn

Wenn wir in Gesellschaft anderer Menschen sind, übernimmt unser Rudelgehirn und das moderne Vernunftgehirn tritt in den Hintergrund.

Du orientierst dich an den Aktivitäten und Aussagen deines unmittelbaren Umfelds und wirst so von der Pornosucht abgelenkt. Plane deinen Alltag daher so, dass du so viel Zeit wie möglich in Gesellschaft anderer Menschen verbringst und lass dein Rudelgehirn die Kontrolle übernehmen.

TIPP NR. 22: ALTERNATIVEN!

Wenn sich deine Pornosucht meldet, brauchst du schnell wirksame Hilfe. Es ist definitiv zu spät, erst dann eine Gegenstrategie zu entwickeln, wenn der Druck bereits enorm ist.

Die Lösung? Erstelle eine **Liste mit Alternativen**, Tätigkeiten, die dich auf andere Gedanken bringen. Diese Liste kann alle 21 bisher in diesem Buch vorgestellten Tipps zur Selbsthilfe enthalten. Für bessere Übersichtlichkeit gliedere die Alternativen in drei große Abschnitte: „Power", „Relax" und „Wellness". In der folgenden Infografik zeigen wir dir, wie eine solche Einteilung aussehen könnte. Die aufgeführten Punkte sind dabei nur Vorschläge, und du kannst die Liste selbstverständlich an deine eigenen Bedürfnisse und Vorlieben anpassen.

- <u>Power:</u>

  Hoher körperlicher „Stress", um Adrenalin zu produzieren und die Erregungsspirale zu unterbrechen. Mögliche Aktivitäten:

Mögliche Aktivitäten:

- Ausdauersport
- Kraftsport
- Mannschaftssport
- Horror-Filme
- etc.

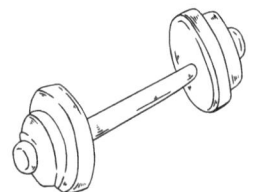

- ## Relax:

Entspannungstechniken helfen, Stress und die dazugehörigen Hormone abzubauen. Sie beruhigen deine Gedanken und stellen den ruhigen Fokus wieder her.

Beispiele:

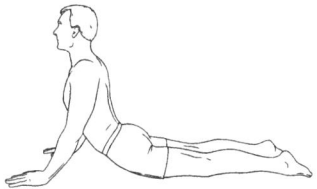

- Progressive Muskelentspannung
- Autogenes Training
- Yoga
- Meditation
- etc.

- ## Wellness:

Regelmäßige Wellness-Aktivitäten sorgen für ein inneres Gleichgewicht. Emotionale und körperliche Balance helfen dir, besser mit Stresssituationen wie der Sucht umzugehen.

Beispiele sind:

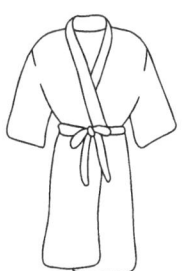

- Sauna
- Massage
- Kräuterbäder
- Maniküre
- Pediküre
- Gesichtsbehandlungen
- etc.

An-Spannung	Ent-Spannung	Wellness
• Ausdauersport • Kraftsport • Teamsport • Horrorfilme	• Progressive Muskel-entspannung • Autogenes Training • Yoga • Meditation	• Sauna • Massage • Kräuterbäder • Maniküre • Pediküre • Gesichts-behandlungen

Körper

Die obige Grafik dient als visuelle Anleitung, um dir eine klare Struktur für deine persönlichen Strategien gegen Pornosucht zu geben.

Sie zeigt drei wesentliche Bereiche auf: An-Spannung, Ent-Spannung und Wellness. Diese Kategorien helfen dir dabei, Aktivitäten zu identifizieren und zu organisieren, die du als Alternative zum Pornokonsum einsetzen kannst.

Tipps zur Erstellung deiner Liste:

- **Personalisierung**: Passe die Liste an deine Interessen und Vorlieben an. Nicht jede Aktivität wirkt bei jedem gleich, also wähle das, was dich persönlich anspricht.

- **Balance**: Versuche, ein Gleichgewicht zwischen den drei Bereichen zu finden. Es ist wichtig, dass du für jede Stimmung und Situation etwas Passendes parat hast.

- **Erreichbarkeit**: Stelle sicher, dass die ausgewählten Aktivitäten leicht zugänglich und umsetzbar sind. Wenn der Drang aufkommt, solltest du schnell auf eine deiner Alternativen zurückgreifen können.

- **Variation**: Halte die Liste dynamisch. Wenn du merkst, dass eine Aktivität nicht die gewünschte Wirkung hat, ersetze sie durch eine andere.

Nutze diese Grafik als Inspirationsquelle und erstelle eine Liste, die dich dabei unterstützt, gesunde Gewohnheiten zu fördern und die Abhängigkeit von Pornografie zu überwinden.

Indem du aktiv Alternativen planst und umsetzt, nimmst du deinem Gehirn die Möglichkeit, in alte Muster zurückzufallen, und eröffnest neue Wege für ein Leben ohne Pornosucht.

TOP 5: SOFORTHILFE-TIPPS

Dieses Buch ist dafür da, dir als verlässlicher und hilfreicher Begleiter zu dienen, um aus der Pornosucht herauszufinden. Es ist klar, dass der Weg heraus nicht geradlinig sein wird. Es gibt **Höhen und Tiefen, Phasen**, in denen alles nach Plan läuft, und Phasen, in denen du Rückschläge hinnehmen musst. Es gibt Zeiten, in denen die Sucht ruhig bleibt und Zeiten, in denen sie dich regelrecht überwältigt. Gerade in diesen herausfordernden Momenten ist es entscheidend, effektive Sofortmaßnahmen parat zu haben.

Soforthilfetipps sind unglaublich wertvoll, weil sie wie Erste-Hilfe-Maßnahmen für deine Psyche funktionieren. Sie können den Unterschied ausmachen zwischen einem Moment der Schwäche und dem Standhalten gegenüber einem Rückfall. Vielleicht hast du diese Tipps schon irgendwo im Buch gelesen, aber die Zusammenfassung auf einer einzigen Seite für jeden Tipp hilft dir, sie dir einzuprägen. Je öfter du sie liest, desto effektiver werden sie. Verinnerliche sie, merke sie dir, schreibe sie auf, wenn nötig, und erinnere dich so oft wie möglich daran. Allein das Befolgen dieser fünf Soforthilfetipps kann bereits eine große Wirkung entfalten.

Sie sind wie Ankerpunkte, die dich in stürmischen Zeiten stabil halten. Denk daran: In der Konsistenz liegt die Kraft. Indem du diese Tipps immer wiederholst, verankern sie sich in deinem Bewusstsein und werden zu einem festen Bestandteil deiner Reaktionsmuster, wann immer die Sucht versucht, die Oberhand zu gewinnen.**Daher haben wir noch einmal die aus unserer Sicht fünf besten Soforthilfetipps gesammelt und für dich übersichtlich aufbereitet. So sind sie immer schnell zur Hand, wenn du sie am dringendsten brauchst.**

NR. 1: PROKRASTINATION!

Wenn dich das Verlangen nach Pornografie packt, zögere es hinaus! Sag dir selbst: „Pornos? Die kann ich auch noch in fünf Minuten schauen." Und wenn die fünf Minuten rum sind, dann nimm dir nochmal fünf. Diese Taktik, die wir oft bei unangenehmen Aufgaben anwenden – sie aufzuschieben und zu hoffen, dass sie sich irgendwie von selbst erledigen –, kann auch beim Drang nach Pornografie greifen.

Finde eine Beschäftigung für die Zeit, die du gewinnen willst. Zocke ein schnelles Spiel, hör einen deiner Lieblingstracks oder mach ein paar Liegestütze. Die Idee dahinter ist, dass du deinem Gehirn eine Pause gibst, die es braucht, um aus dem Automatismus des Verlangens auszubrechen.

Stell dir zum **Beispiel** vor, du bist auf einer Party und siehst dein absolutes Lieblingsgericht auf dem Buffet. Aber statt direkt zuzugreifen, entscheidest du dich, erst mal mit jemandem ein interessantes Gespräch zu führen. Nach zehn Minuten merkst du, dass dein Hungergefühl nachgelassen hat oder dass das Essen gar nicht mehr so verlockend aussieht. **Du hast erfolgreich die sofortige Befriedigung deines Verlangens verzögert und damit die Macht der Gewohnheit geschwächt.**

Diese Technik ist besonders wirksam, weil sie auf einfache Weise deine **Impulskontrolle** trainiert. Jedes Mal, wenn du erfolgreich wartest, stärkst du deinen Willen und deine Fähigkeit, zukünftigen Suchtdruck zu bewältigen. Je öfter du diese Methode anwendest, desto leichter wird es dir fallen, dich von automatischen Reaktionen auf deine Gelüste zu distanzieren.

NR. 2: VERWIRRUNG!

Manchmal braucht es einen kleinen Schock, um aus einer festgefahrenen Situation herauszukommen – genau hier setzt der Tipp mit der **Verwirrung** an. Wenn du das nächste Mal den Drang nach Pornografie spürst, probiere etwas Unerwartetes: Nimm einen Schluck Chili-Sauce, rieche an einem Fläschchen Riechsalz oder beiße in eine saure Zitrone. Solche intensiven Sinneseindrücke durchbrechen deine Erregungsspirale und dämpfen den Suchtdruck. Dein Gehirn wird durch diesen unerwarteten Reiz aus seiner Fixierung auf Pornografie herausgerissen und Adrenalin schießt durch deinen Körper.

Plötzlich ist der Tunnelblick weg, und du hast die perfekte Gelegenheit, deine Aufmerksamkeit auf etwas völlig Anderes zu richten. Stelle dir vor, du bist tief in Gedanken versunken, vielleicht sogar grübelst du über ein Problem, und plötzlich springt ein Wecker mit lautem Klingeln an. Deine gesamte Aufmerksamkeit verschiebt sich schlagartig auf diesen Wecker – der vorherige Gedanke ist wie weggeblasen. Dieser Effekt ist es, den du nutzen willst.

Diese Art der Ablenkung funktioniert, weil sie unmittelbar ist und deine Sinne vollkommen beansprucht. Sie gibt dir nicht nur die Möglichkeit, aus dem Sog des Verlangens herauszukommen, sondern lehrt dich auch, wie du effektiv mit plötzlichen Impulsen umgehen kannst. Mit jedem Mal, wenn du diesen Trick anwendest, verstärkst du deine Fähigkeit, bewusst Entscheidungen zu treffen, statt von alten Mustern überwältigt zu werden. Du erkennst, dass du mehr Kontrolle hast, als du dachtest. Während dein Gehirn damit beschäftigt ist, sich von der Verwirrung zu erholen, hast du Zeit gewonnen – Zeit, in der du bewusst einen anderen Weg gehen kannst.

NR. 3: SPERRUNG!

Richte Netzblockaden und Sperr-Apps ein, um auf deinem Smartphone und in deinem Browser alle Wege zum Konsum von Internetpornos mit einem Klick zu sperren. Mach es dir zur Aufgabe, die technischen Barrieren so hoch wie möglich zu setzen und nutze deine eigene Bequemlichkeit als starken Verbündeten.

Einfaches Beispiel: Wenn du versuchst, weniger Süßigkeiten zu essen, dann sorgst du am besten dafür, dass keine in deiner Nähe sind. Du erschwerst dir den Zugang. Genauso ist es mit der Pornografie: Indem du den Zugang erschwerst, reduzierst du die Wahrscheinlichkeit, dass du in einem schwachen Moment nachgibst. Im Gegenzug solltest du die Dinge, die du fördern möchtest – wie etwa Sport – erleichtern. Stelle deine Sportschuhe und Kleidung direkt vor die Haustür, damit du ohne große Suche loslegen kannst.

Übertragen auf die Pornosucht bedeutet das: Installiere die Blockaden, bevor der Druck zu groß wird. Mach es dir zur Routine, dass das erste, was du tust, wenn du das Verlangen spürst, nicht das Öffnen des Browsers ist, sondern das Aktivieren der Sperre. Es ist wie ein automatisches Signal an dein Gehirn, dass dieser Weg kein Erfolg verspricht.

Während du den Zugang zu Pornografie erschwerst, schaffe leichteren Zugang zu positiven Alternativen. Lade Apps herunter, die dich zum Meditieren einladen, oder halte ein Buch griffbereit, in das du vertiefen kannst, sobald du den Drang spürst. Indem du die schlechten Gewohnheiten erschwerst und die guten vereinfachst, gestaltest du deine Umgebung so, dass deine Ziele unterstützt werden.

NR. 4: SPORT, JETZT SOFORT!

Spürst du, dass die Sucht nach Pornografie an deine Tür klopft? Zieh deine Laufschuhe an und sprinte eine Runde um den Block, statt dem Verlangen nachzugeben. Oder setz dich für eine Viertelstunde auf den Heimtrainer. Vielleicht läufst du auch einfach ein paar Mal die Treppen in deinem Haus hoch und runter. Du brauchst keine stundenlange Sporteinheit – es geht nicht um eine Verbesserung deiner Fitness. Ziel ist es, die Erregungsspirale zu durchbrechen, Adrenalin freizusetzen und damit die dominante Programmierung in deinem Gehirn zu verändern.

Denk zum Beispiel an den letzten Mal, als du vielleicht durch eine körperliche Aktivität so richtig ins Schwitzen gekommen bist. Vielleicht war es eine gute Laufeinheit oder eine energiegeladene Tanzeinheit zu deiner Lieblingsmusik. Erinnerst du dich, wie sich dein Fokus verschoben hat? Wie die Endorphine durch deinen Körper strömten und du dich lebendig und erfrischt gefühlt hast? Genau das ist der Zustand, den du erreichen möchtest.

Sportliche Aktivität ist ein bewährtes Mittel, um den Geist neu zu kalibrieren und körperliche Spannung abzubauen. Wenn du in Bewegung kommst, schafft dein Körper eine natürliche Distanz zu mentalen Gelüsten. Deine Gedanken klären sich, und das Bedürfnis nach sofortiger Befriedigung durch Pornografie lässt nach.Also, beim nächsten Mal, wenn du die Drang verspürst, steh auf und beweg dich. Mach ein paar Liegestütze, geh joggen oder tanze zu deinem Lieblingssong. Du wirst überrascht sein, wie effektiv ein schneller Pulsanstieg dabei helfen kann, dein Gehirn umzuprogrammieren und dir dabei ein Gefühl von Kontrolle und Stärke zu geben.

NR. 5: RUDELTIER!

Wenn du das Verlangen nach Internetpornografie verspürst, such die Nähe anderer Menschen. Als soziale Wesen sind wir stark von unserer Umgebung beeinflusst. Verlasse deine vier Wände und suche die Gemeinschaft: Geh eine Runde im Park spazieren, setz dich in ein lebendiges Café oder triff dich auf einen Kaffee mit Bekannten.

Wenn das nicht geht, ruf einen Freund an oder starte einen Videochat. Die geistige Ablenkung und der soziale Austausch wirken Wunder gegen das Aufkommen von Suchtdruck.

Denk zum Beispiel an einen Tag, an dem du dich alleine fühlst und der Drang nach Pornografie stark wird. Anstatt diesem nachzugeben, entscheidest du dich, einen Freund anzurufen und ihr trefft euch spontan auf einen Spaziergang. Während ihr gemeinsam durch die Straßen zieht und über alles Mögliche redet, bemerkst du, wie der vorher so drängende Drang nachlässt. Du lachst, tauschst Gedanken aus und plötzlich sind die problematischen Impulse wie weggeblasen.

Dieser Tipp ist so wirkungsvoll, weil er die grundlegenden Bedürfnisse nach Verbindung und sozialer Interaktion nutzt. Wenn du dich bewusst für Gesellschaft entscheidest, erschaffst du positive Erlebnisse, die deinem Gehirn dabei helfen, andere, gesündere Assoziationen zu bilden. Jedes Mal, wenn du dem Verlangen standhältst und stattdessen die Nähe anderer suchst, stärkst du deine Widerstandskraft gegen die Sucht. Es ist der Wechsel von einer selbstisolierenden Gewohnheit zu einem lebensbejahenden, sozialen Verhalten, das deiner psychischen Gesundheit zugutekommt.

GRUNDLAGE: SICH SELBST KENNENLERNEN

All die praktischen und einfachen Tipps wirken am besten, wenn sie auf einem starken Fundament stehen. Und dieses Fundament hat einen Namen: **Selbsterkenntnis**.

Wenn du dich selbst nicht kennst und nicht ehrlich zu dir bist, hast du kaum eine Chance, die Sucht hinter dir zu lassen.

Ein wichtiger Schritt auf deinem Weg in eine bessere Zukunft ohne Zwänge ist es, dich selbst, deine **Gewohnheiten** und deine **Trigger** besser **kennenzulernen**. Statistik kann dabei dein bestes Werkzeug sein. Mit einem gezielten, methodischen Ansatz kannst du die Auslöser identifizieren.

Das ermöglicht dir, deine Selbsttherapie zielgerichteter zu gestalten und dabei mehr über dich und deine Persönlichkeit zu erfahren. Und selbst wenn diese Methode keinen direkten Erfolg zeigt, hast du immerhin an deinen verborgenen Problemen gearbeitet und sie ans Licht gebracht.

Das bildet eine solide Grundlage, auf der eine professionelle Therapie eventuell erfolgreicher sein könnte. Jeder kleine Erkenntnisgewinn bringt dich deinem Ziel näher.

Teile das Vorgehen am besten in zwei große Abschnitte: Beleuchte zuerst, was dich innerlich antreibt und analysiere dann deinen täglichen Ablauf.

Um deiner inneren Motivation auf den Grund zu gehen, nimm dir in einer ruhigen Minute ein Blatt Papier und versuche, Antworten auf folgende Fragen zu finden und schriftlich festzuhalten:

- Was suche ich eigentlich im Pornokonsum? Was fehlt mir im Leben?
- Von welchen Belastungen will ich mich befreien? Was drückt mich im Alltag nieder?
- Wie schwer fällt mir der Verzicht auf Pornokonsum wirklich?
- Was hat mir vor der Pornosucht Freude bereitet?

Indem du diese Fragen ehrlich beantwortest, beginnst du, ein Bild von deinen tiefsten Bedürfnissen und Wünschen zu zeichnen. Diese Selbsterkenntnis ist der Schlüssel, um alte Muster zu durchbrechen und neue, gesündere Wege zu beschreiten.

Ein anderes Blatt Papier kann zu deinem täglichen Begleiter werden. Und zwar ein Blatt, auf dem du Alltagsbeobachtungen rund um deine Pornosucht festhältst. **Zeichne dafür ein Raster mit drei Spalten.** In die erste Spalte trägst du mögliche **Auslöser** ein. Ich werde dir gleich ein Beispiel-Raster zeigen, damit alles klarer wird, falls du noch unsicher bist.

In der **zweiten Spalte** kannst du festhalten, welcher der aufgeführten **Trigger** heute die Sucht oder die Gedanken daran ausgelöst hat. In der **dritten Spalte** hast du die Möglichkeit, die **Schwere der Belastung** einzutragen. Ich empfehle dir dafür eine **Skala von 1 bis 10** zu verwenden, wobei 1 der niedrigste und 10 der höchste Wert ist.

Möglicher Auslöser	Was davon ist heute passiert?	Belastung (0-10 Punkte)
Einsamkeit		
Unstrukturierte Ziele		
Streit/ Kränkung		
Konfliktangst		
Stress		
Glück		
Rache		
Ort, Zeit, Person		
Computer		
Anderes		

Warum ist das wichtig? Am Ende der Woche kannst du alle in den vergangenen Tagen registrierten Auslöser auf einem dritten Blatt zusammenfassen. Dadurch bekommst du einen ausgezeichneten Überblick darüber, wann und warum deine Sucht nach Pornografie sich meldet.

Du erfährst, welche Auslöser dich besonders triggern und in welchen Situationen du besonders empfänglich bist.

	Mo.	Di.	Mi.	Do.	Fr.	Sa.	So.	Total
Einsamkeit								
Unstrukturierte Ziele								
Streit/ Kränkung								
Konfliktangst								
Stress								
Glück								
Rache								
Ort, Zeit, Person								
Computer								
Anderes								

Diese Erkenntnisse sind äußerst wertvoll, denn wenn du deine Schwachpunkte kennst, kannst du aktiv daran arbeiten, entsprechende Situationen zu meiden oder anders damit umzugehen.

Zum Beispiel, wenn du feststellst, dass Stress oft ein Auslöser ist und du ihn mit einer hohen Punktzahl bewertest, dann könntest du gezielt Stressbewältigungsstrategien erlernen und anwenden. Wir empfehlen dir, diese Phase der Selbsterkenntnis an den Anfang deiner Bemühungen zur Überwindung deiner Pornosucht zu stellen.

Die gewonnenen Erkenntnisse sind ein perfekter Ausgangspunkt für alle weiteren Schritte auf deinem Weg zu einem zwangsfreien Leben. Sie helfen dir dabei, deine Sucht besser zu verstehen und gezielt dagegen anzugehen.

ABSCHLUSS: FAZIT

Eine Suchterkrankung ein für alle Mal hinter sich zu lassen, erfordert viel Durchhaltevermögen und einen guten Plan. Das Durchhaltevermögen musst du in dir selbst finden, aber beim Plan können wir dir mit diesem eBook hoffentlich ein wenig helfen. Hier geht es allerdings weniger um eine langfristige Strategie, obwohl wir diese zu Beginn kurz behandeln und sie zumindest ansprechen. Was wir dir mit diesem Buch vor allem bieten können, ist eine Hilfestellung für jene Momente, in denen sich die Pornosucht akut meldet.

Die 22 gesammelten und ausführlich beschriebenen Tipps sollen dir dabei helfen, den Suchtdruck im Alltag innerhalb weniger Sekunden zu mindern. Die vorgestellten Techniken sind ein guter Ansatz, um die Abhängigkeit Schritt für Schritt zu verringern und die Bestrebungen nach einer langfristigen Überwindung der Pornosucht zu unterstützen.

Die praktischen Tipps in den Kategorien:

- Persönliches Verhalten
- Finanzielle Anreize
- Technische Hilfsmittel
- Sport/Bewegung
- Strategien für den Alltag

erweisen sich immer wieder als hilfreicher Begleiter, wenn sich die Sucht nach Pornografie meldet.

Selbstverständlich handelt es sich bei diesem Ratgeber nicht um eine vollständig ausgearbeitete Therapie.

Dennoch kann es **äußerst nützlich** sein, den einen oder anderen Trick parat zu haben, wenn guter (und vor allem schneller!) Rat mal wieder besonders teuer ist. Unser Selbsthilfe-Ratgeber bietet **praktische Tipps und Techniken**, die in **akuten Momenten des Suchtdrucks** hilfreich sein können. Das Leben ohne Pornosucht kann ein wahrer **Befreiungsschlag** sein. Stell dir vor, du gehst durch das Leben mit einer klaren, ungetrübten Wahrnehmung, ohne von ständigen Reizen und Ablenkungen überflutet zu werden. Das ist vergleichbar mit jemandem, der sich dazu entschieden hat, auf ständigen Zuckerkonsum zu verzichten. Anfangs mag die Vorstellung von Süßigkeiten verlockend erscheinen, aber wenn du sie nur noch selten genießt, wird jede Gelegenheit zu etwas Besonderem.

Die **ständige Verfügbarkeit von Pornografie** ist wie der tägliche Konsum von Eis und Pizza. Anfangs mag es befriedigend sein, aber bald wird es zur Gewohnheit und verliert seinen Reiz. Das Liebesleben kann darunter leiden, da die Erregung nur noch durch bestimmte Reize ausgelöst wird. Erektionstörungen sind möglich, da nur noch eine sehr spezifische Art von Stimulation ausreicht. Das ist vergleichbar mit einer Sucht, bei der du eine **immer höhere Dosis** benötigst, um denselben Effekt zu erzielen.

Die Pornosucht kann auch **gravierende Auswirkungen auf Beziehungen** haben. Du könntest dich von deinem Partner oder deiner Partnerin emotional distanzieren, da die **virtuelle Welt der Pornografie die reale Intimität ersetzt**. Dies kann zu Konflikten und Missverständnissen führen.

Finanziell betrachtet kann die Sucht ebenfalls belastend sein. Geld, das für den Kauf von Pornografie ausgegeben wird, könnte für **sinnvollere Investitionen oder Erlebnisse** verwendet werden.

Der **Gewöhnungseffekt** spielt eine große Rolle. **Je mehr Pornografie du konsumierst, desto mehr benötigst du, um denselben Kick zu bekommen.** Das kann zu einem **Teufelskreis** führen, in dem du immer mehr Zeit und Energie in die Sucht investierst.

Die **Dopaminrezeptoren** in deinem Gehirn sind ebenfalls betroffen. Durch den übermäßigen Konsum von Pornografie werden sie desensibilisiert, und du benötigst immer **intensivere Reize**, um dieselbe Befriedigung zu spüren. Dies kann sich negativ auf dein allgemeines Wohlbefinden auswirken.Ein Leben ohne Pornosucht bietet die Möglichkeit, deine Zeit und Energie in sinnvollere Aktivitäten zu investieren. Du kannst deine Beziehungen vertiefen, deine finanzielle Situation verbessern und deine körperliche und geistige Gesundheit fördern.

Du wirst wieder empfindsamer für die kleinen Freuden des Lebens, da du nicht mehr von der Reizüberflutung abgestumpft bist. Kurz gesagt, die Überwindung der Pornosucht kann tiefgreifende positive Veränderungen in deinem Leben bewirken. Sie ermöglicht dir, eine gesündere Beziehung zu dir selbst und zu anderen aufzubauen, dein Selbstwertgefühl zu steigern und eine insgesamt verbesserte Lebensqualität zu genießen.

Die Entscheidung, die Pornosucht zu überwinden, ist ein wichtiger Schritt auf dem Weg zu einem befreiten und erfüllten Leben.

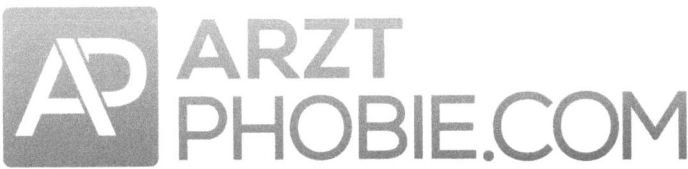